Luomajoki

Rückenschmerzen endlich im Griff

Liebe Leserin, lieber Leser,

wenn es um die eigene Gesundheit geht, darf man nichts dem Zufall überlassen. „Für eine bessere Medizin und mehr Gesundheit im Leben“: So lautet das Qualitätsversprechen der Marke Thieme. Ärztlich Tätige, Pflegekräfte, Physiotherapeuten oder Hebammen – sie alle verlassen sich darauf, dass sie von Thieme, dem führenden Anbieter von medizinischen Fachinformationen und Services, die entscheidenden Informationen zur richtigen Zeit am richtigen Ort bekommen. So können sie die Menschen, die sich ihnen anvertrauen, bestmöglich unterstützen. Auch Sie können sich auf die TRIAS Ratgeber mit dem Thieme Qualitätssiegel verlassen! Diese Informationsangebote helfen Ihnen dabei, die richtigen Entscheidungen zu treffen, wenn es um Ihre Gesundheit geht, selbst daran mitzuwirken, gesund zu werden, sich gesund zu erhalten oder das Fortschreiten einer Erkrankung zu vermeiden. Mit einem TRIAS Titel aus dem Hause Thieme überlassen Sie Ihre Gesundheit nicht dem Zufall!

Ihr TRIAS Team

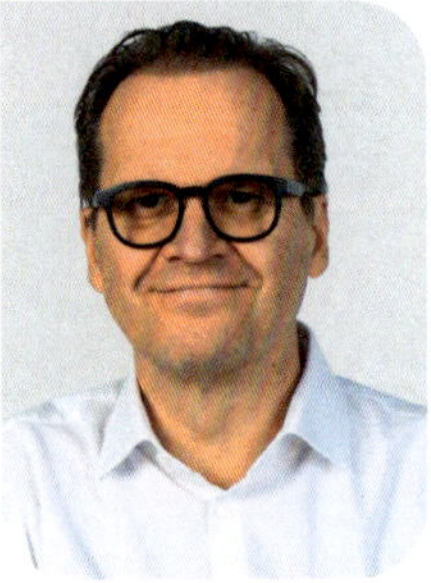

Prof. Dr. phil. Hannu Luomajoki ist Professor für Physiotherapie an der Zürcher Hochschule für angewandte Wissenschaften ZHAW. Zu seinen Schwerpunkten zählen Schmerzphysiologie, evidenzbasierte Physiotherapie und Bewegungskontrolle. Er begleitet Menschen mit Problemen und Schmerzen im Bewegungsapparat auf ihrem Weg zu einer guten Behandlung.

Prof. Dr. phil. Hannu Luomajoki

Rückenschmerzen endlich im Griff

Ihr individuelles Therapie-Programm: Ihr Rückenproblem, Bewegungsmuster und Fehlhaltungen analysieren. Mit gezielten Übungen Blockaden und Verspannungen wegtrainieren

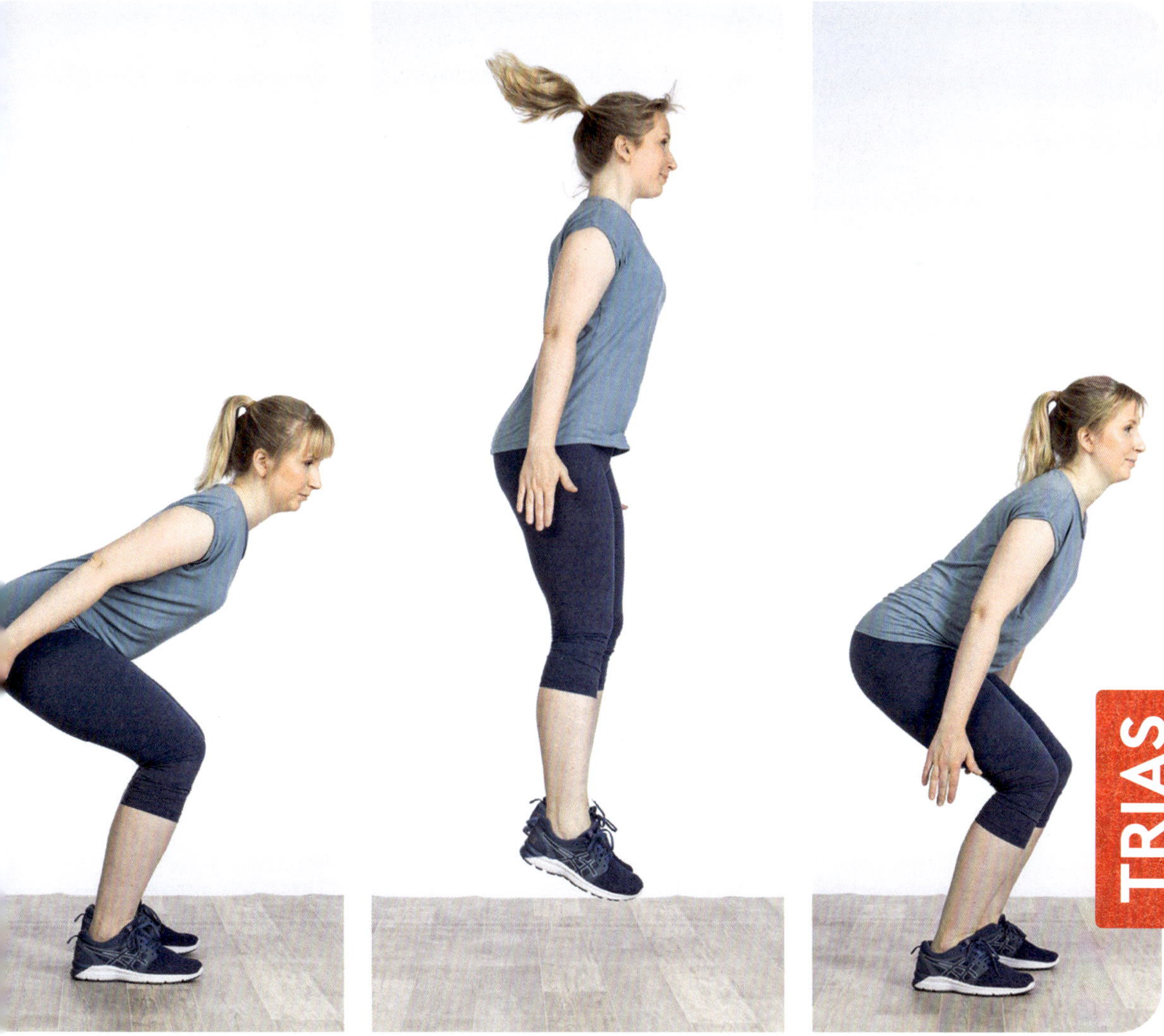

TRIAS

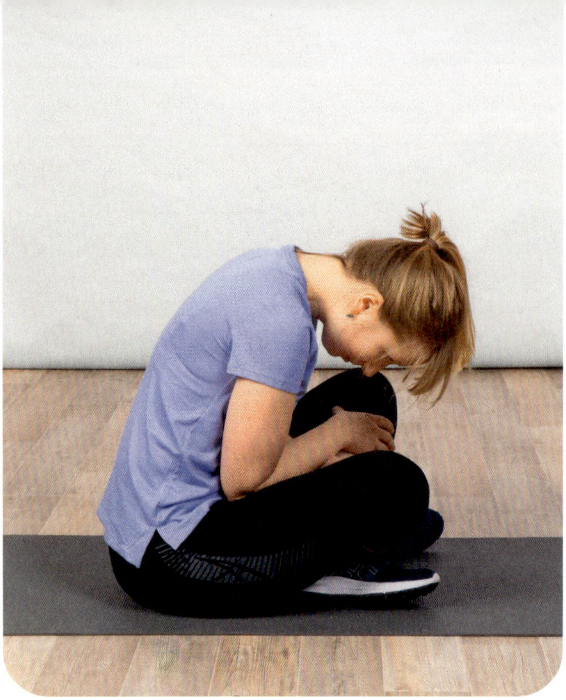

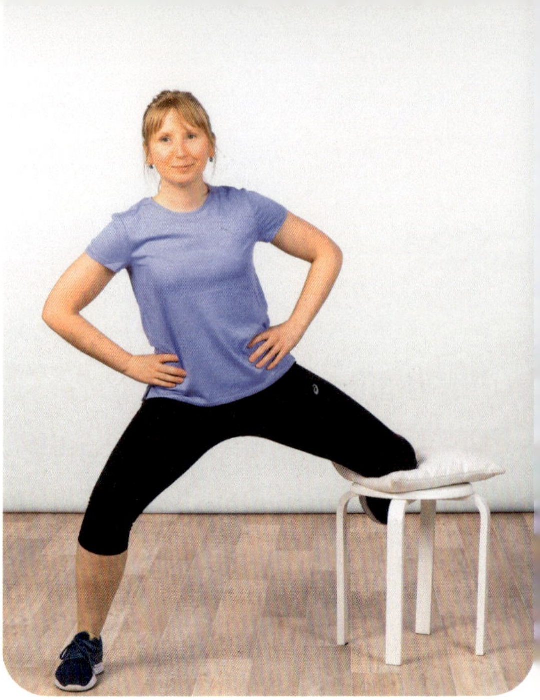

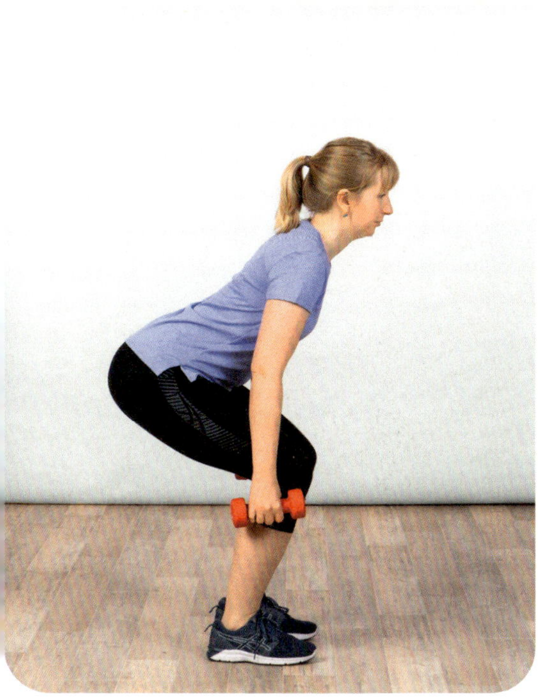

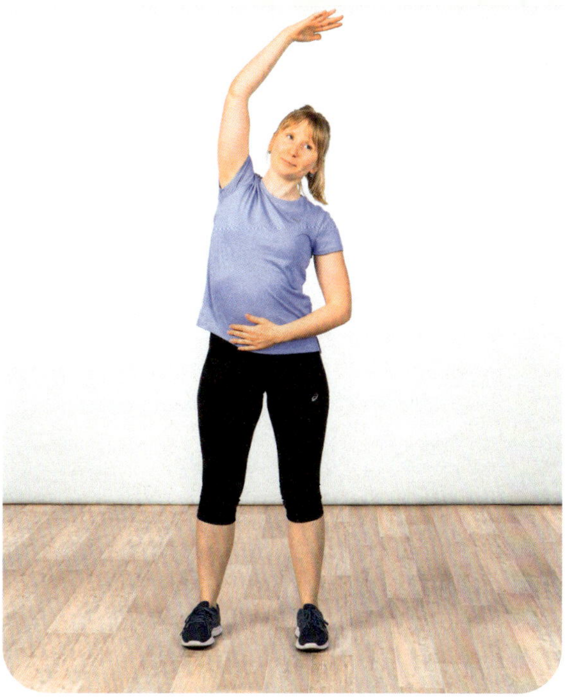

Vorwort

Im Jahr 2018 veröffentlichte die renommierte medizinische Fachzeitschrift *The Lancet* eine Reihe von Artikeln über Rückenschmerzen. Darin haben die weltweit führenden Rückenschmerzforscher die wichtigsten Fakten und Forschungsdaten zu Rückenschmerzen zusammengetragen. Rückenschmerzen sind das teuerste Problem im Gesundheitswesen – weil sie so häufig vorkommen, weil sie meist vollkommen falsch behandelt werden. Fehler passieren dabei in ganz unterschiedlichen Ebenen: Über-Diagnosen, Fehldiagnosen, Gesunden wird eine Erkrankung oder Beschwerde zugeschrieben, sie werden falsch behandelt, zu viel, zu wenig, zur falschen Zeit. Die Krankenkassen zahlen für unnötige Behandlungen, Krankenhäuser verbessern ihr wirtschaftliches Ergebnis, indem sie Patienten mit Rückenschmerzen mit teuren Untersuchungen und Therapien behandeln, die nachweislich nicht notwendig sind.

Therapeuten gibt es wie Sand am Meer. Es gibt Physiotherapeuten, Chiropraktiker, Osteopathen, Akupunkteure und Spezialisten. Es gibt die traditionelle chinesische Medizin, Reiki, Moxibustion. Es gibt Yoga, Tai-Chi, Qigong. All diese Therapeuten verdienen Geld mit der Behandlung von Rückenschmerzpatienten und geben den Menschen Hoffnung, dass die jeweiligen Behandlungen helfen können. Die Medizin selbst ist nicht besser. Der Arzt verabreicht Medikamente, obwohl bekannt ist, dass sie nicht mehr helfen als ein Placebo. Es wird gespritzt, es wird operiert. Die Wirksamkeit vieler dieser Behandlungen ist wissenschaftlich nicht belegt.

Rückenschmerzen sind ein großes Mysterium. Wenn man einen schmerzenden Rücken hat und ein MRT gemacht wird, ist immer etwas schief und verschoben. Solche Befunde sind übrigens auch bei Menschen zu finden, die keine Rückenschmerzen haben. Die Bandscheibe ist vorgewölbt, degeneriert, ausgebeult und wer weiß, was noch alles. Die Beine sind unterschiedlich lang. Das Becken ist schief. Skoliose im Rücken. Bei fast allen von uns ist der Rücken nicht »normal«, also der Norm entsprechend. Die aktuelle Forschung zeigt jedoch, dass diese Befunde nicht immer von Bedeutung sind. Dennoch bleibt dem Rückenschmerzpatienten das Bild eines abgenutzten, gebrochenen, unheilbar schwachen Rückens.

Ich selbst bin seit 35 Jahren als Physiotherapeut tätig. Ich habe Tausende von Rücken- und anderen Erkrankungen des Bewegungsapparats behandelt. Ich habe geforscht, Hunderte von Artikeln veröffentlicht und mehrere Bücher geschrieben. Ich habe Physiotherapeuten, Ärzte, Chiropraktiker und Osteopathen unterrichtet. Ich bin davon überzeugt, dass es kein großes Tamtam braucht, um den Rücken zu behandeln. In der Tat ist die Forschung ziemlich eindeutig, wie Rückenschmerzen zu kategorisieren sind und was Sie selbst tun können. Selbsthilfe ist die beste Hilfe. Wer Rückenschmerzen hat und sich selbst helfen kann, braucht selten einen Arzt oder Therapeuten. Es müssen nicht immer Unsummen für die Behandlung von Rückenschmerzen gezahlt werden, nicht von den Krankenkassen und auch nicht von Ihnen selbst. Ein sehr großer Teil der medikamentösen Behandlungen, Injektionen, Operationen, aber auch Therapien ist unnötig.

In diesem Buch stelle ich ein einfaches und klares System vor, wie Sie die Ursache Ihres Rückenleidens selbst herausfinden können und zeige Ihnen die besten Übungen und Ansätze für Ihre individuelle Behandlung.

Bringen Sie sich in Form!

Viel Spaß beim Lesen.
Hannu Luomajoki, Frühjahr 2023

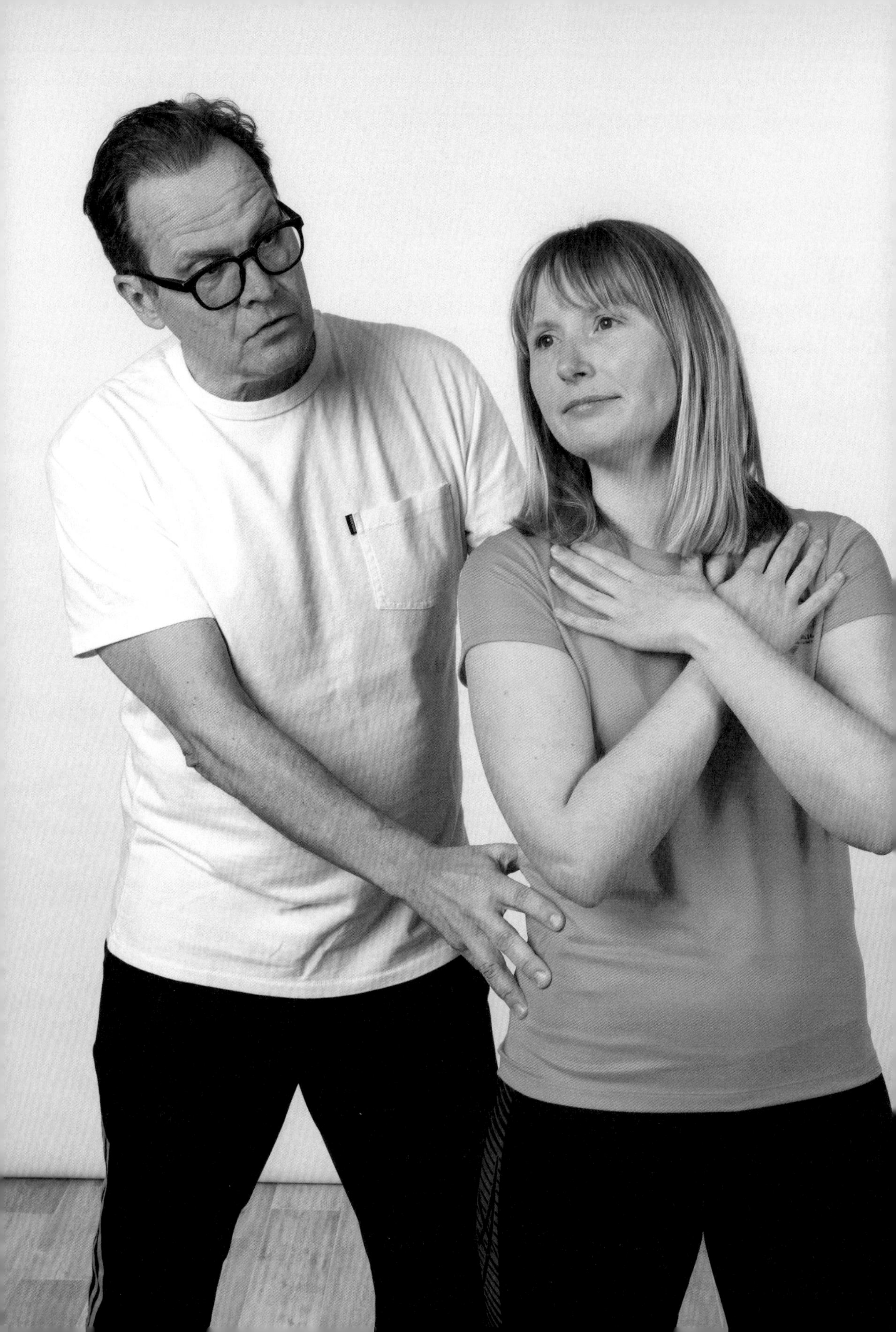

Rückenschmerzen – ein falsch therapiertes Volksleiden?

Verstehen Sie, was hinter den Schmerzen steckt und wie sie entstehen. Je besser Sie Ihren Schmerz und seine Ursache verstehen, desto besser können Sie ihn behandeln.

Fakten über Beschwerden des Bewegungsapparats

Muskuloskelettale Beschwerden sind der häufigste Grund für einen Arztbesuch und verursachen die höchsten Kosten im Gesundheitswesen.

Muskuloskelettale Beschwerden und Krankheiten verursachen die höchsten Kosten im Gesundheitswesen in den westlichen Ländern. Insgesamt eine bis drei von fünf Personen leiden an diesen Symptomen. Von den fünf am häufigsten gestellten Diagnosen überhaupt gehören zwei zur Gruppe der MSK-Beschwerden. Die Zahl beinhaltet alle Krankheiten, auch Herz- und Gefäßerkrankungen, Krebserkrankungen usw. Betrachtet man die Krankheiten einzeln, wird schnell ersichtlich, dass Rückenschmerzen am häufigsten vorkommen und ihre Behandlung die größten Kosten verursacht. Symptome im Nacken- und Schulterbereich gehören ebenso zur Gruppe der zehn wichtigsten Krankheiten, die wiederholt vorkommen und enorme Ausgaben erzeugen – ebenso Kopfschmerzen und Depressionen, deren Ursache oft muskuloskelettal ist.

Es wird geschätzt, dass in den westlichen Ländern nur aufgrund der Rückenbeschwerden Kosten verursacht werden, die 2–3 % des Bruttosozialprodukts betragen. Bemerkenswert an diesen Berechnungen ist, dass nur ein Drittel der Kosten Direktkosten für Diagnose und Behandlungen sind und zwei Drittel indirekte Kosten – also Kosten, die aufgrund von Arbeitsplatzverlust, frühzeitiger Pensionierungen und Invalidität entstehen. Laut der WHO betragen die Lebensjahre, die mit einer Behinderung aufgrund von Rückenbeschwerden gelebt werden, weltweit ca. 60 Millionen. Das bedeutet: 60 Millionen Menschen sind während eines Jahres aufgrund ihrer Rückenbeschwerden nicht funktionstüchtig.

Die Zahl der Operationen am Bewegungsapparat hat sich seit Beginn der 2000er-Jahre in allen westlichen Ländern verdoppelt. Es gibt jedoch klare wissenschaftliche Hinweise darauf, dass in den meisten Fällen mit Physiotherapie ebenso gute Resultate erzielt werden können wie mit Operationen.

In einer amerikanischen Studie wurden etwa 750 Patienten mit Rückenschmerzen ein Jahr lang beobachtet. In der Studie wurden die Ergebnisse, Risiken und Kosten der Behandlung verglichen, je nachdem, für welche behandelnde Person sich der Rückenschmerzpatient entschied. Gewählt werden konnte zwischen einem Arzt, einem Facharzt, einem Physiotherapeuten und einem Chiropraktiker. Nach einem Jahr waren die Behandlungsergebnisse in allen Gruppen gleich, mit Ausnahme eines deutlichen Unterschieds: Diejenigen, die sich für einen Physiotherapeuten und Chiropraktiker entschieden hatten, wurden zu deutlich geringeren Kosten gesund als die anderen. Diese Patienten erhielten auch deutlich weniger Medikamente, Injektionen und MRTs. Keiner derjenigen, die Physiotherapie in Anspruch nahmen, wurde operiert.

Kosten im Gesundheitswesen in verschiedenen Länder am Beispiel von Rückenschmerzen

Länder	Kosten pro Jahr
USA	400 Milliarden US$
Deutschland	70–100 Milliarden €
Schweiz	14 Milliarden CHF (ca. 14 Milliarden €)
Finnland	2 Milliarden €

Ein großer Teil der Muskel-Skelett-Probleme sind Beschwerden, die durch mehrere Faktoren verursacht werden. Wir rutschen aus, bewegen uns nicht genug, belasten unseren Körper zu sehr oder verharren vor dem Computer sitzend. So sind ein großer Teil der Rücken- und Nackenschmerzen funktionelle Probleme. Das bedeutet, dass etwas mit den Geweben – wie Muskeln, Sehnen und Bändern – nicht in Ordnung ist und dass Sie Ihren Körper zu stark oder zu wenig belasten.

Ein funktionelles Problem hat oft viele Ursachen. So kann beispielsweise eine langjährige Knöchelverletzung vorliegen, die zu einem falschen Bewegungsmuster und Muskelverspannungen geführt hat. Ein weiteres häufiges Beispiel sind »alte« Rückenschmerzen, die in der Vergangenheit eine Angst vor bestimmten Bewegungen verursacht haben. Der Körper ist immer noch misstrauisch gegenüber der verletzten Stelle, obwohl es keinen Grund mehr dafür gibt. Die Angst hat zu einem falschen Bewegungs- und Haltungsmuster geführt, das noch mehr reizt, wenn man täglich auf einem Stuhl oder Sofa rumhängt.

Einige Funktionsbeschwerden sind harmlose Begleiter, andere hingegen verursachen Schmerzen. In den meisten Fällen sind die Schmerzen nicht schwerwiegend, sondern eher ein kleines Ärgernis. Wenn die Beschwerden allerdings erst einmal da sind, gehen sie in der Regel nicht von selbst wieder weg. Das Gehirn ist sehr anpassungsfähig, sodass man vielleicht gar nicht merkt, dass man zum Beispiel humpelt. Viele Menschen leiden lange Zeit, manchmal sogar jahrelang, unter einer Funktionseinschränkung, bevor sie wegen eines schmerzenden unteren Rückens oder einer schmerzenden Hüfte Hilfe suchen. Glücklicherweise lassen sich die Beschwerden fast immer lindern. Da es sich nicht um eine Krankheit handelt und das Gewebe nicht zerstört ist, erfordert die Behandlung keine Medikamente oder Operationen, sondern Physiotherapie.

Haltungsbedingte Rückenschmerzen sind in der Tat eine sehr häufige Funktionsstörung. Dabei handelt es sich um einen Zustand, bei dem der Rücken nur in einer bestimmten Position schmerzt, beispielsweise im Stehen oder Sitzen. Die besten Behandlungsergebnisse werden erzielt, indem die Position des Körpers korrigiert und die Muskeln, die die Position halten, gestärkt werden.

Funktionelle Schmerzen werden von Medizinern oft als »unspezifische Schmerzen« bezeichnet. Das bedeutet, dass zum Beispiel die Ursache von Rückenschmerzen nicht im Gewebe oder in den Nerven zu suchen ist. In den Ohren der Patienten mag der Begriff jedoch so klingen, als ob mit ihnen alles in Ordnung wäre. Aus diesem Grund sollte das von den Fachleuten verwendete Vokabular verfeinert werden. Anstelle von unspezifischen Schmerzen sollte man besser von »gutartigen Rückenschmerzen« sprechen. Das ist es, was Schmerz normalerweise ist.

Medizinische Behandlung bringt kaum Abhilfe

Die Geißel der modernen Zeit ist die Forschung. Je mehr Arztbesuche, diagnostische Tests und Untersuchungen zunehmen, desto mehr Symptome, die zum normalen Leben gehören, wie Rückenschmerzen, werden zu Krankheiten. Die Behandlung kann übertrieben oder unnötig sein. So kann es beispielsweise vorkommen, dass sich Patienten mit Rückenschmerzen unnötigen MRT-Untersuchungen unterziehen und Medikamente erhalten, auch wenn dies gar nicht notwendig ist.

Die Studienlage bezüglich einer medikamentösen Behandlung von muskuloskelettalen Problemen ist eindeutig: Medikamente helfen bei diesen Beschwerden eigentlich nicht.

Im Jahr 2014 wurde in Australien eine große Untersuchung durchgeführt, in der 1500 Testpersonen mit akuten Rückenschmerzen in drei Gruppen eingeteilt wurden: Die 1. Gruppe nahm die Maximaldosis Paracetamol ein, die 2. Gruppe erhielt ein Placebo, die 3. Gruppe durfte frei zwischen beiden Medikationen auswählen. Nach 17 Tagen waren die Rückenschmerzen in allen Gruppen verschwunden und zwischen den Gruppen gab es keine statistisch signifikanten Unterschiede.

Weltweit werden große Fehler in der Behandlung von Rückenschmerzen begangen, weil Fachleute Empfehlungen aus Studien und Leitlinien nicht einhalten. Medikamente werden zur Behandlung von Rückenschmerzen meist sehr unsystematisch eingesetzt – obwohl umfangreiche wissenschaftliche Studien sogar zeigen, dass der Nutzen von Medikamenten bei der Behandlung von Rückenschmerzen sehr fragwürdig ist. Dies betrifft besonders Paracetamol, entzündungshemmende Medikamente und Relaxantien. Es wird aber auch empfohlen, auf Antidepressiva zu verzichten und vor allem mit Opiaten vorsichtig zu sein, da die Schäden größer sind als der Nutzen. Injektionen und Operationen nützen im Schnitt höchstens kurzfristig (ca. 3 Monate). Nicht einmal bei Spinalkanalstenosen (S. 107) werden mit Operationen bessere Ergebnisse erzielt als mit Physiotherapie.

Das Problem bei Medikamenten sind die Nebenwirkungen. Entzündungshemmer beispielsweise, die die Produktion von Prostaglandin hemmen (Tab. S. 13), verringern die Schleimbildung in Magen und Dünndarm. In den USA sterben jährlich 20 000 Menschen und in der Schweiz 1300 wegen eines Magengeschwürs, das durch diese Medikamente verursacht wurde. Paracetamol schädigt die Nieren. Wenn sie es

Merke

Kortison ist kurzfristig sehr wirksam, aber langfristig sehr ungünstig.

wegen Rücken- und Knieschmerzen zu lange eingenommen haben, müssen viele Patienten im Anschluss an die Einnahme dieses Medikaments zur Dialyse.

Ein anderes Medikament mit zweifelhafter Wirksamkeit bei muskuloskelettalen Problemen ist Kortison: Bei einer schmerzenden Sehne (Tendinopathie) lindert es kurzfristig die Schmerzen. Bei einem Tennisarm sind die Ergebnisse nach einer Kortisonbehandlung über 12 Monate deutlich schlechter als mit Physiotherapie oder mit »Wait-and-see«-Therapie – also mit »Abwarten und nichts tun«. Dies trifft auch für die laterale Hüft-Tendinopathie zu.

Bei Schulterproblemen scheint auf kurze Sicht Kortison Schmerzen wirksam lindern zu können, auf die alltäglichen Funktionen hat es jedoch keine Auswirkungen – vielleicht auch, weil man davon ausgeht, dass nur 66 % der Kortison-Injektionen die richtige Stelle treffen. Auch bei einer Frozen Shoulder haben Injektionen nur kurzfristig positive Effekte, längerfristig bleiben sie aus. Es ist hier unter anderem völlig unklar, wie viel an Medikamenten gegeben und wie oft gespritzt werden sollte, und ebenso, wie treffsicher die Injektionen sind. Die Nebenwirkungen von Kortison sind noch nicht hinreichend erforscht, aber es gilt als erwiesen, dass es das Risiko für Osteoporose erhöht und zudem die Stabilität des Bindegewebes verringert.

Bedeutung von Befunden

Obwohl bereits viel über Muskel-Skelett-Erkrankungen bekannt ist, leben Überzeugungen und Missverständnisse über sie fort. So werden beispielsweise die Begriffe »Muskel-Skelett-Erkrankungen« und »Muskel-Skelett-Beschwerden« oft und gern verwechselt. Nur ein Bruchteil der Muskel-Skelett-Beschwerden sind auf eine Krankheit zurückzuführen. Eine Krankheit liegt vor, wenn es eine eindeutige medizini-

Zusammenfassung der Wirksamkeit von Arzneimitteln gegen Rückenschmerzen

Medikament	Studienlage (Anzahl der randomisierten kontrollierten Studien)	Wirkung auf Schmerz	Wirkung auf Alltagsfunktionen
Paracetamol	1	unklar	unklar
entzündungshemmende Medikamente	13	schwach	schwach
Muskelrelaxantien	3	unklar	unklar
Beruhigungsmittel	2	schwach	schwach
Antidepressiva	4	keine Wirkung	keine Wirkung
Opiate	mehrere	schwach	schwach

sche Diagnose gibt. Die rheumatoide Arthritis zum Beispiel ist eine rheumatische Erkrankung, die eine Entzündung der Gelenke verursacht. Die Erkrankung kann z. B. durch einen Bluttest diagnostiziert werden. Der Patient erhält in diesem Fall eine eindeutige Diagnose und bekommt entsprechende Medikamente verschrieben.

Das Problem: Mehrere Forschungen belegen, dass sich Gewebebefunde, die auf MRT- oder Röntgenaufnahmen von Menschen mit muskuloskelettalen Beschwerden gefunden werden, im Grunde nicht von Befunden unterscheiden, wie man sie bei asymptomatischen Patienten findet – egal, ob bei Aufnahmen des Rückens, des Knies oder der Schulter.

Wenn Sie also einen schmerzenden Rücken haben, sollten Sie bei Röntgenaufnahmen oder MRTs vorsichtig sein. Zunächst einmal ist nur ein kleiner Teil der Rückenschmerzen schwerwiegend. Zweitens lässt sich die Ursache von Rückenschmerzen in der Regel nicht durch Röntgenaufnahmen oder MRTs feststellen. Wenn der Rücken eines erwachsenen Menschen gescannt wird, zeigen sich bei fast allen Personen Veränderungen oder Befunde auf den Bildern. Es gibt Bandscheibenvorwölbungen, Degeneration und Arthrosebeginn. Diese sind jedoch in der Regel nicht die Ursache für ein Rückenproblem. In bis zu 90 % der Fälle haben die Schmerzen eine andere Ursache als der Befund zeigt, z. B. ein funktionelles Problem oder Faktoren der Lebensführung wie übermäßiges Sitzen und mangelnde körperliche Fitness.

Somit stellen sich folgende Fragen:

- Sollen wir bei derartigen radiologischen Befunden überhaupt von »Krankheiten« sprechen?
- Wie bedeutend sind einzelne Gewebebefunde überhaupt?

Überpräzise Bildgebung macht die Menschen also kränker, als sie wirklich sind. Im schlimmsten Fall führen die Ergebnisse zu Mystifizierung, falschen Vorstellungen und übermäßiger Angst. Eine weitere Herausforderung bei Röntgen- und MRT-Aufnahmen besteht darin, dass ihre Interpretation nicht so einfach ist. Zunächst werden die Bilder von einem Radiologen begutachtet, einem Arzt, der auf die Interpretation bildgebender Untersuchungen spezialisiert ist. Er begegnet dem Patienten nicht, sondern sieht nur das auszuwertende Bild. Und jeder liest die Bilder auf seine eigene Weise. Nach einer MRT-Untersuchung eines Patienten und der Interpretation der Bilder durch den Radiologen werden diese beispielsweise vom Hausarzt begutachtet. Er ist möglicherweise der Auffassung, dass die Befunde des Radiologen die Ursache der Rückenschmerzen erklären. In diesem Fall haben die Ergebnisse des Radiologen eine viel zu große Bedeutung. Ein erfahrener Physiotherapeut oder Orthopäde, der den Patienten gesehen und klinische Untersuchungen durchgeführt hat, wird erkennen, dass die Interpretation des Bildes viel zu allgemein ist.

Die Zuverlässigkeit ist also ernüchternd. Verschiedene Therapeuten und Ärzte treffen unterschiedliche Aussagen darüber, ob ein

» Roland-Morris-Disability-Questionnaire (RMDQ), Beispiel für individuell wahrgenommene Beeinträchtigung bei Rückenschmerzen. Je mehr Punkte, desto größer die wahrgenommenen Einschränkungen im Alltag. 0–5 Punkte: kleine Einschränkungen; 6–12 Punkte: mäßige Einschränkungen; mehr als 13 Punkte: deutliche Einschränkungen.

(Roland and Morris Questionnaire; Roland and Morris, 1983)

Wenn Ihnen Ihr Rücken weh tut, kann es für Sie schwierig sein, gewisse alltägliche Tätigkeiten auszuführen. Die folgende Liste enthält Aussagen von Leuten, die unter Rückenschmerzen gelitten haben. Wenn Sie die Liste durchgehen, stossen Sie möglicherweise auf Sätze, die für Sie am heutigen Tag Geltung haben. Denken Sie beim Durchlesen an Ihre Situation heute. Wenn Sie eine Aussage lesen, die für Sie am heutigen Tag nicht zutrifft, kreuzen Sie das linke Kästchen an. Trifft die Aussage jedoch zu, so kreuzen Sie das rechte Kästchen an.

		trifft **nicht** zu	trifft zu
1.	Wegen meines Rückens bleibe ich die meiste Zeit zuhause.	☐ 0	☐ 1
2.	Ich ändere meine Körperhaltung häufig, um so für meinen Rücken eine bequeme Haltung zu finden.	☐ 0	☐ 1
3.	Wegen meines Rückens gehe ich langsamer als gewohnt.	☐ 0	☐ 1
4.	Wegen meines Rückens kann ich meine gewohnten Tätigkeiten zuhause nicht verrichten.	☐ 0	☐ 1
5.	Ich benutze beim Treppesteigen den Handlauf (Treppengeländer) wegen meines Rückens.	☐ 0	☐ 1
6.	Wegen meines Rückens lege ich mich vermehrt hin, um auszuruhen.	☐ 0	☐ 1
7.	Wegen meines Rückens muss ich mich beim Aufstehen aus einem Sessel an etwas festhalten.	☐ 0	☐ 1
8.	Wegen meines Rückens versuche ich, andere Personen dazu zu bringen, Dinge für mich zu tun.	☐ 0	☐ 1
9.	Wegen meines Rückens benötige ich mehr Zeit zum Ankleiden als sonst.	☐ 0	☐ 1
10.	Ich stehe jeweils nur für kurze Zeit auf wegen meines Rückens.	☐ 0	☐ 1
11.	Wegen meines Rückens vermeide ich, wenn möglich, Bücken und Niederknien.	☐ 0	☐ 1
12.	Wegen meines Rückens habe ich Mühe, mich von einem Stuhl zu erheben.	☐ 0	☐ 1
13.	Mein Rücken tut fast immer weh.	☐ 0	☐ 1
14.	Ich habe Mühe, mich wegen meines Rückens im Bett zu drehen.	☐ 0	☐ 1
15.	Mein Appetit ist wegen meines Rückens nicht sehr gut.	☐ 0	☐ 1
16.	Wegen meines Rückens habe ich Mühe, die Socken (oder Strümpfe) anzuziehen.	☐ 0	☐ 1
17.	Ich gehe nur kurze Strecken wegen meines Rückens.	☐ 0	☐ 1
18.	Ich schlafe weniger gut wegen meines Rückens.	☐ 0	☐ 1
19.	Wegen meines Rückens muss mir jemand beim Ankleiden behilflich sein.	☐ 0	☐ 1
20.	Tagsüber sitze ich die meiste Zeit wegen meines Rückens.	☐ 0	☐ 1
21.	Ich vermeide schwerere Arbeiten zuhause wegen meines Rückens.	☐ 0	☐ 1
22.	Wegen meines Rückens bin ich im Umgang mit anderen Personen schlecht gelaunt und gereizter als sonst.	☐ 0	☐ 1
23.	Wegen meines Rückens bin ich beim Treppesteigen langsamer als sonst.	☐ 0	☐ 1
24.	Ich bleibe die meiste Zeit im Bett wegen meines Rückens.	☐ 0	☐ 1

Add up scores for all 24 questions. (Total score, min=0, max = 24)

Luomajoki H, Hrsg. Bewegungsdysfunktion und Bewegungskontrolle. 1. Aufl. Stuttgart: Thieme; 2022.

bestimmter Gewebebefund normal ist oder nicht. Übrigens auch die Radiologen. In New York wurde eine Studie durchgeführt, in der eine 61-jährige Frau zu 10 verschiedenen radiologischen Instituten geschickt wurde: Die arme Frau erhielt insgesamt 51 verschiedene Diagnosen! Nur ein Drittel der Befunde war tatsächlich vorhanden, ein Drittel der Befunde wurde lediglich von einem einzigen Institut festgestellt. Insgesamt lag die Übereinstimmung der Radiologen bei nur 20%. Wir können uns also nicht wirklich gut darauf verlassen, was Ärzte und Therapeuten bei ihren Untersuchungen finden. Wichtig zu beachten ist: Die strukturellen Befunde, also Diagnosen, sind meist gar nicht so wichtig. Wichtig hingegen ist: Was können Sie nicht gut machen, welche Bewegungen schmerzen? Das muss in der Therapie angegangen und geübt werden.

Das alles führt mich zu einer eventuell merkwürdigen Aussage: In den meisten Fälle ist die Diagnose gar nicht wichtig, da fast alle irgendwelche Beschwerden bzw. Befunde haben, wenn denn ganz genau untersucht wird. Viel wichtiger als die medizinische Diagnose (die fast immer nur auf Bildgebung beruht) ist die sogenannte funktionelle, klinische Untersuchung.

Sie sind in Ihren Bewegungen eher steif oder eher überbeweglich? Verursacht eine bestimmte Bewegung Schmerzen oder sind Ihre Rückenschmerzen eher mit gewissen Körperhaltungen verbunden? Strahlen die Schmerzen aus? Von diesen einfachen Faktoren können in den allermeisten Fällen bereits Rückschlüsse gezogen werden, wie das Problem angegangen werden sollte. Das hört sich viel zu einfach an? Ist es eigentlich auch! Die medizinische Diagnostik verunsichert häufig mehr, als dass sie hilft.

Die klinische Untersuchung ist wichtig

Wenn also die radiologischen Gewebebefunde nicht genau genug sind und die klinischen Untersuchungen unzuverlässig – was muss dann untersucht werden?

Eine höhere Zuverlässigkeit kann mit der Untersuchung der Körperfunktionen erreicht werden. Eine klinische Untersuchung ist eine Untersuchung, die von einer medizinischen Fachkraft mit den Händen oder den Augen durchgeführt wird. Die Gliedmaßen des Patienten werden bewegt, der Bewegungsumfang wird getestet, es werden unterschiedlichste Beobachtungen gemacht. Dafür eignen sich funktionelle Tests wie Kontrolle des unteren Rückens, Kontrolle der Halswirbelsäule, Kontrolle der Augenbewegungen sowie viele funktionelle Tests für untere Extremitäten.

Mein Team und ich haben eine Reihe von unterschiedlichen Tests für verschiedene Erkrankungen des Bewegungsapparats entwickelt. Mit den Tests kann festgestellt werden, ob ein Nacken-, Kreuz- oder Rückenschmerz auf einen Funktionsfehler zurückzuführen ist. Die verschiedenen Tests können von allen medizinischen Fachkräften angewandt werden. Indem sie z. B. Haltungsschäden im Rücken erkennen, können Hausärzte ihre Patienten davor bewahren, auf die »schiefe Bahn« zu geraten.

Wichtig ist auch, überhaupt herauszufinden, welche und wie starke Probleme Sie im Alltag wegen des Rückens tatsächlich haben. Das lässt sich am besten mit einem standardisierten und validierten Fragebogen ermitteln, z.B. mit dem »Roland-Morris-Disability-Questionnaire«.

Physiotherapie und physische Aktivität/Training

Kurz zusammengefasst: Schmerzmittel und Spritzen helfen oft nur kurzfristig, weil sie meist nur Symptome bekämpfen, nicht aber die Ursache behandeln. Richtige und konstante Bewegung hilft immer nachhaltiger. Heute wissen wir, dass eine Operation bei Problemen des Bewegungsapparats oft unnötig ist. Zahlreiche Studien belegen, dass die meisten orthopädischen Erkrankungen, wie z. B. Knie- und Schulterschmerzen, mit Physiotherapie ebenso gut geheilt werden können wie mit einer Operation. Der Vorteil der Physiotherapie ist, dass sie kostengünstiger und weniger riskant ist. Auch die Patientenzufriedenheit ist hoch.

In Bezug auf das Knie wissen wir beispielsweise, dass mit einer Arthroskopie (Gelenkspiegelung) weniger wirksame Ergebnisse erzielt werden als mit Physiotherapie. Das gilt ebenso für Kreuzbandrisse sowie für Sprunggelenkprobleme. Die renommierte medizinische Zeitschrift *British Medical Journal* empfiehlt für die Behandlung des Knies anstatt Arthroskopie Physiotherapie und Training als erstrangige Behandlungsmethoden. Auch die Fachzeitschrift *New England Journal of Medicine* hält fest, dass aufgrund der neusten Forschungsergebnisse die heutigen Praxisgewohnheiten in der Gesundheitsvorsorge geändert werden müssen: weniger Operationen, mehr Physiotherapie. Bei den typischen Schulterproblemen ist die Evidenz ähnlich: Das Engpass-Syndrom (Schulterenge oder auch Impingement) wurde in drei Studien erforscht. Die Studien kamen zu den gleichen Resultaten: Zwischen Operationen und physiotherapeutischen Behandlungen gab es hinsichtlich Schulterfunktionalität und Schmerzen keine Unterschiede. Dasselbe gilt für eine Rotatorenmanschettenruptur (Riss in den tiefen Sehnen der Schulter – jeder zweite über 60-Jährige hat es).

Bei der Behandlung von Rückenschmerzen, etwa einem Bandscheibenvorfall, erreicht man mit einer Operation zwar schneller eine Schmerzlinderung als mit Physiotherapie. Nach drei Monaten ist der Behandlungserfolg jedoch bei beiden Maßnahmen gleich. Auch bei Ischias mit Lähmungserscheinungen (Radikulopathie), also wenn ein Patient ausstrahlende Schmerzen und neurologische Befunde hat, geschieht die Schmerz- und Symptomlinderung durch eine Operationen schneller (innerhalb von drei Monaten) – hält aber nicht lange an. Bei einer Spinalkanalstenose (Verengung des Rückenmarkskanals) fanden Studien sogar zum Teil bessere Ergebnisse mit Physiotherapie als mit Operationen. Selbst bei den radikulären – also ausstrahlenden – Symptomen des Nackens können mit Physiotherapie genauso gute Resultate erreicht werden wie mit Operationen.

Auch bei den unteren Extremitäten ist die Wirksamkeit der physiotherapeutischen Behandlungen, verglichen mit Operationen, sehr gut – etwa bei Verletzungen der Sprunggelenkbänder und bei Achillessehnenrissen. In diesen Fällen können die Risse ohne Operation besser verheilen (ca. 90 % der Fälle), außerdem gibt es weniger Komplikationen wie beispielsweise tiefe Venenthrombosen, Wundinfektionen, Nachoperationen und Narbenbildungen. Der Einsatz von Hüft- und Knieprothesen ist dagegen oftmals erfolgreich. Doch selbst hier konnte eine dänische Forschungsgruppe in einer Studie über 12 Monate auch mit Physiotherapie sehr gute Resultate bei

Patienten mit Hüft- und Kniegelenkarthrose erzielen. In der Studie hatten insgesamt 10 000 Hüft- und Kniepatienten zweimal in der Woche Kraft und Ausdauer der unteren Extremitäten trainiert. Die Symptome ließen nach und die Funktionalität verbesserte sich um 20–30 %.

Verglichen mit Operationen ist Physiotherapie bei der Behandlung von muskuloskelettalen Beschwerden also sehr wirksam. Außerdem erholen sich die Patienten ohne Operation schneller, es gibt weniger Komplikationen und die Funktionalität ist am Ende meist genauso gut.

Auch die Kosteneffizienz ist ein ausschlaggebender Punkt: Die etablierte Schweizer Institution *Swiss Medical Board* ist im Zuge einer Kosten-Effektivitäts-Analyse über Behandlungen von Kreuzbandrissen zu dem Ergebnis gekommen, dass physiotherapeutische Behandlungen kosteneffizienter sind.

Über die Wirksamkeit von physiotherapeutischen Behandlungen bei der Therapie von MSK-Krankheiten gibt es somit fundierte wissenschaftliche Beweise. Aber was sollte dann der Inhalt der Physiotherapie sein?

In diesem Buch werden Tests und Übungen durchleuchtet, deren Zuverlässigkeit und Wirksamkeit sich in der Praxis bewiesen haben. Auch meine 35-jährige Erfahrung als Physiotherapeut ist in dieses Buch miteingeflossen. Als Wichtigstes ist jedoch festzuhalten, dass die mit der Physiotherapie erreichten Resultate vor allem auf aktiver Therapie und aktivem Training basieren, nicht auf einer passiven Behandlung. Ein wesentlicher Teil der Therapie sind dabei die Instruktionen für den Patienten und verständliches Erklären aller Sachverhalte.

Bewegungsdysfunktion versus Bewegungskontrolldysfunktion

Ein großer Teil der Rückenschmerzen sind mechanischer Natur. Diese Schmerzen können hinsichtlich einer möglichen Therapie grob eingeteilt werden: Müssen Sie sich mit Ihren Beschwerden eher um Stabilität, eher um Kraft oder um die Koordination der Bewegung kümmern?

Die eigentliche Diagnose ist oftmals nebensächlich, es geht darum zu wissen, wie man die Beschwerden konkret angeht. Wenn Sie zum Beispiel einen akuten Hexenschuss haben, ist dieser an sich nicht gefährlich, wichtig ist nun, was Sie dagegen tun können.

Wenn Ihr Rücken beim Bücken steif ist, leiden Sie unter einer Bewegungsdysfunktion in Bückrichtung. Im praktischen Teil des Buches zeige ich Ihnen Tests und Übungen, die Sie in diesem Fall machen können (S. 40). Schmerzt Ihr Rücken hingegen nicht bei der Bewegung, sondern tut beim Sitzen und Aufstehen weh, haben Sie eher eine Bewegungskontrolldysfunktion. Dann müssen Sie an Ihrer Haltung arbeiten: Muskulatur kräftigen und lernen, die Bewegungen des Rückens korrekt zu kontrollieren. Auch hierzu finden Sie später Tests und Übungen für Schmerzen im Sitzen (S. 56) oder Stehen (S. 64).

Bewegungsdysfunktion bedeutet eine im Ausmaß eingeschränkte Bewegung, die oft auch schmerzhaft ist. Beispiele für Bewegungsdysfunktionen sind Bewegungseinschränkungen der Hüfte durch Hüftarthrose oder eine eingeschränkte Beweglichkeit bei akuten Rücken- und Nackenschmerzen.

Schlimmstenfalls liegt ein eingeklemmter Ischiasnerv vor oder es handelt sich um einen Hexenschuss. In diesen Fällen ist es nicht möglich, den betroffenen Körperteil zu bewegen. Eine Dysfunktion wird oft bemerkt, wenn sie bei großen Gelenken vorkommt, z. B. bei der Schulter oder der Hüfte. Dagegen können die segmentalen Bewegungsdysfunktionen an der Halswirbelsäule so klein sein, dass man sie kaum merkt und auch ein Arzt sie mit bloßem Auge gar nicht feststellen kann.

Bei der Dysfunktion der Bewegungskontrolle ist die Bewegung dagegen nicht eingeschränkt, sondern das Bewegungsausmaß

Typische Symptome der Bewegungsdysfunktion und der Bewegungskontrolldysfunktion im Vergleich

Bewegungsdysfunktion	Bewegungskontrolldysfunktion
Bewegung ist eingeschränkt	Bewegung ist nicht eingeschränkt
Steifigkeit liegt vor	normale Beweglichkeit oder Hypermobilität
oft Schmerzen bei Bewegung	keine Schmerzen bei Bewegung; falls das Bewegungsmuster niemandem auffällt, wird es der Patient nicht verändern
Schmerz kann aktiv oder passiv mit Bewegung provoziert werden	Schmerz entsteht bei bestimmten Haltungen: einseitige Positionen wie Arbeit am PC oder langes Stehen provozieren Schmerzen
zur Untersuchung werden Differenzierungs- und Provokationsteste angewendet	zur Untersuchung werden Inspektion/Sichtbefund angewendet
Leidensdruck kann von gering bis hoch sein	Leidensdruck eher gering bis mäßig
Prognose im Allgemeinen gut	Prognose im Allgemeinen gut, sofern Haltungsgewohnheiten und Bewegungskontrolle verbessert werden
typische Fälle: Arthrose, Abnutzungserscheinungen, akute Probleme wie Blockierung der Rippen oder eines Facettengelenks, Ischiasschmerz oder Torticollis	typische Fälle: Hypermobilität, klinische Instabilität, insuffiziente Muskeln, schlechtes muskuläres Gleichgewicht, ungünstige Ergonomie, schlechte Haltungsgewohnheiten
Behandlung: aktive oder passive Mobilisation	Behandlung: aktive Übungen der Bewegungskontrolle, Optimierung des muskulären Gleichgewichts
reagiert positiv auf manuelle Therapie	reagiert positiv auf Training
–	Training, neue Haltungsgewohnheiten müssen lange beibehalten werden, oft ein Leben lang
–	Motivierung des Patienten und Aufklärung sind sehr wichtig
–	Selbstmanagement

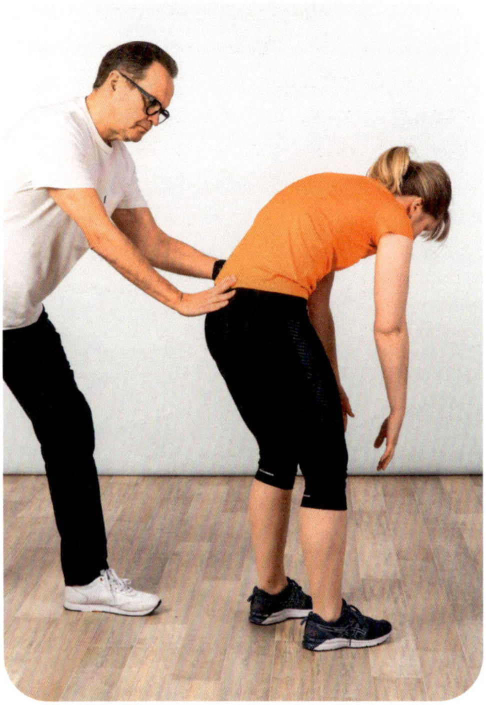

Beispiel einer unkontrollierten Bewegungskontrolle der Lendenwirbelsäule (LWS): Die LWS hat eine ausgeprägte Beugung, aber die Hüfte bewegt sich kaum.

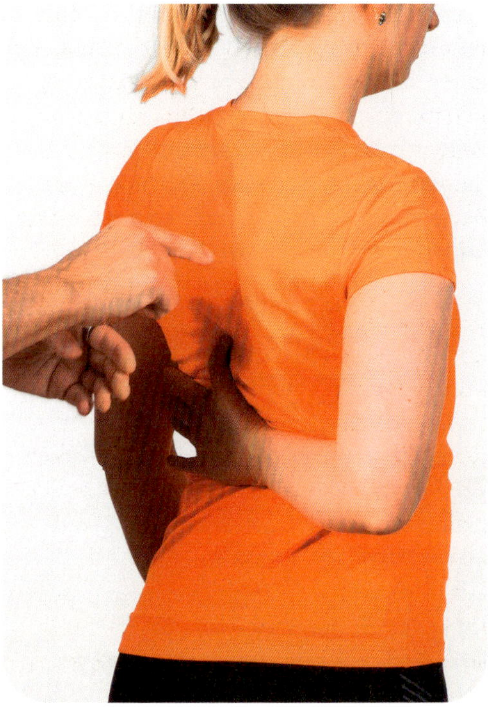

Beispiel für eine schwache Kontrolle des Schulterblatts rechts

ist normal oder sogar übermäßig. Allerdings ist die Qualität der Bewegung offensichtlich schlecht. Ein Beispiel dafür ist das sogenannte Gowers-Zeichen, bei dem Sie sich uneingeschränkt nach vorn beugen können, aber nicht mehr hochkommen, ohne sich mit den Händen an den Beinen abzustützen. Auch Schulterschmerzen haben ihre Ursache häufig in einer Bewegungskontrolldysfunktion. Ein häufig auftretendes Beispiel für eine Unfähigkeit, aktive Bewegungen zu kontrollieren, ist das Vorwärtsbeugen von der Hüfte aus. Eine Bewegungskontrolldysfunktion liegt hier beispielsweise vor, wenn Sie den Rücken beim Vorwärtsbeugen nicht gerade halten können.

Bei Bewegungskontrolldysfunktionen liegt oft eine sogenannte relative Beweglichkeit vor, d. h. die Bewegung wird vermehrt von einer Körperseite ausgeführt.

Oftmals sind Bewegungsdysfunktion und Bewegungskontrolldysfunktion aber auch miteinander vermischt. Beispielsweise ist die Hüfte steif und der untere Rücken beweglich, aber die Bewegungen sind unkontrolliert. Welche Diagnose festgestellt wird, hängt davon ab, wie Sie selbst das Problem wahrnehmen. Falls Sie Schmerzen an der Hüfte haben, die Hüfte sich steif anfühlt und Sie deutlich Schwierigkeiten haben, sich Socken anzuziehen, wird von einer deutlichen Bewegungsdysfunktion der Hüfte in Flexionsrichtung (Steifigkeit in die Beugung) gesprochen. Falls Sie mit dem gleichen Befund aber über Rückenschmerzen in sitzender Position klagen, das Sockenanziehen aber ohne Probleme geht, wird von einer Bewegungskontrolldysfunktion der Lendenwirbelsäule gesprochen.

Bei Nackenproblemen verhält es sich ähnlich: Man unterscheidet, ob Sie den Kopf beim Rückwärtsfahren drehen können (Bewegungsdysfunktion) oder ob der Nacken sich bei langen Autofahrten oder beim Arbeiten am PC ermüdet (Bewegungskontrolldysfunktion).

Zur Untersuchung einer Bewegungsdysfunktion werden Beweglichkeitstests und vor allem sogenannte Provokationstests durchgeführt. Hier wird getestet, ob mit einer bestimmten Bewegung genau die Schmerzen ausgelöst werden können, unter denen Sie leiden. Als Behandlung wird dann entweder passive oder aktive Therapie angewandt. Unter passiver Therapie versteht man beispielsweise Manuelle Therapie und Mobilisationen, unter aktiver Therapie selbstständiges Training, z. B. Dehnübungen.

Bei der Bewegungskontrolle wird getestet, ob Sie Ihre Bewegungen bei einfachen Übungen kontrollieren können – etwa, ob Sie die Lendenwirbelsäule gerade halten können, wenn Sie sich nach vorne beugen (sogenannte Kellner-Beugung). Für die Untersuchung der Bewegungskontrolle werden qualitative, aktive Bewegungstests und Wahrnehmungstestes verwendet.

Mythen über Rückenschmerzen

Rund um Rückenschmerzen kursieren viele Mythen, also Ansichten und Meinungen, von denen man denkt, sie seien richtig, dabei stimmen sie gar nicht.

Mythos 1

Rückenschmerzen bedeuten, dass etwas Schlimmes im Gang ist.

Stimmt nicht. Rückenschmerzen sind zu 95–99 % der Fälle harmlos und bedeuten nichts Ernsthaftes. Oft handelt es sich um harmlose Verspannungen, die durch langes Sitzen entstehen, oder verkürzte Muskeln aufgrund von einseitiger Belastung. Beides keine Beschwerden, die operiert werden müssten. Und dennoch gehen viele Betroffene davon aus, dass eine Rücken-OP notwendig wäre.

Mythos 2

Rückenschmerzen bleiben bestehen und werden mit der Zeit immer schlimmer

Stimmt nicht. Die meisten Rückenschmerzen (zu 90 %) verschwinden meist nach kurzer Zeit wieder. Von den Schmerzen erholen Sie sich grundsätzlich recht schnell, ohne dass eine umfangreiche Therapie oder gar Operation notwendig ist.

Mythos 3

Anhaltende Rückenschmerzen sind immer Zeichen eines spezifischen Befunds an einer anatomischen Struktur.

Stimmt nicht. In den allermeisten Fällen (bis zu 95 %) können keinerlei Unterschiede auf strukturellem Niveau (z. B. Bandscheiben, Knochen, Gelenke) gezeigt werden (z. B. auf MRT-Bildern) im Vergleich zu schmerzfreien Personen.

Mythos 4

Bei Rückenschmerzen ist immer ein bildgebender Befund notwendig

Stimmt nicht. Die Bildgebung kann in den meisten Fällen keinen Unterschied im Vergleich zu Gesunden zeigen. Auf MRT-Bildern ist keine Bandscheibe »normal«, auf jedem Bild werden Degenerationen festzustellen sein, egal, ob man Beschwerden und Symptome hat oder nicht. Das ist ein bisschen wie bei grauen Haaren – fast alle kriegen graues Haar und trotzdem muss man nicht gleich Kopfweh haben.

Mythos 5

Weil Bewegungen oder Übungen im Rücken wehtun, muss man sie vermeiden.

Stimmt nicht. Typischerweise werden die Schmerzen mit der Zeit und mit Übungen abnehmen. Die Schmerzen nehmen tatsächlich eher zu, wenn Sie nicht aktiv werden und keine Übungen machen.

Mythos 6

Rückenschmerzen entstehen durch schlechte Haltung.

Stimmt nicht. Es gibt oftmals keine Haltungsunterschiede bei Leuten, die Rückenschmerzen haben, und Leuten, die keine Beschwerden haben. Bedenken Sie aber: Wenn gewisse Haltungen schmerzen, dann sollten Sie sie meiden und ändern, denn gut tun sie auf jeden Fall auch nicht.

Mythos 7

Rückenschmerzen haben mit schwacher Bauchmuskulatur zu tun.

Stimmt nicht. Schwache Bauchmuskeln sind kein Grund für Rückenbeschwerden. Wenn Ihnen allerdings der Rücken wehtut und Ihre Bauchmuskeln eher schwach sind, sollten Sie sie kräftigen.

Mythos 8

Schwere Arbeit verursacht Abnutzung und macht den Rücken kaputt.

Stimmt nicht. Eher umgekehrt. Wer häufig schwere Lasten hebt und trägt, hat oftmals einen starken Rücken. Gewichtheber beispielsweise haben selten Rückenschmerzen.

Mythos 9

Akute Rückenschmerzen sind ein Zeichen dafür, dass etwas kaputt ist, und verlangen Ruhe.

Stimmt nicht. Studien zeigen, dass die Schmerzen bei akuten Rückenschmerzen schneller nachlassen, wenn man aktiv bleibt und sich nicht schont.

Mythos 10

Behandlung mit Spritzen, Medikamenten und Operationen sind häufig notwendig, wenn man Rückenschmerzen hat.

Stimmt nicht. Viele Studien zeigen, dass Medikamente nicht besser helfen als Placebos. Grob lässt sich sagen, dass vielleicht einer von hundert Rückenschmerzpatienten operiert werden muss. Bei allen anderen helfen Physiotherapie und körperliche Bewegung.

Basierend auf: O'Sullivan PB, et al. Br J Sports Med June 2020 Vol 54 No 12

Die Schmerzart sagt, worum es sich handelt

Das Wissen um den Schmerz ist nicht unbedingt etwas Schlechtes. Der Schmerz ist die Art und Weise, wie der Körper Ihnen mitteilt, dass etwas nicht stimmt.

Wenn der Körper schmerzt, löst das eine Reaktion aus. Wenn zum Beispiel ein Splitter im Finger stecken bleibt, bemerken das zuerst die sensorischen Nervenenden in der Haut, die sogenannten Nozizeptoren. Fast überall im Körper gibt es Millionen dieser als »Gefahrenrezeptoren« bezeichneten Sinnesnerven. Sie überwachen die Situation in den Gelenken, Muskeln und im Darm.

Wenn ein Gefahrenmelder eine Gefahr erkennt, z. B. einen Schnitt am Finger, sendet er sofort eine Nachricht über das periphere Nervensystem an das Rückenmark des zentralen Nervensystems. Das Rückenmark fungiert als erste Überwachungsstation. Es hört sich die Nachricht an und überlegt, ob sie ihre Reise zum Gehirn fortsetzen soll. Der Gefahrenalarm am Finger gibt nicht so schnell auf, sondern sendet weiter Nachrichten. Wenn es ausreichend Botschaften gibt, und diese stark genug sind, spürt das Rückenmark, dass die Angelegenheit eindeutig wichtig ist. Das Gehirn muss informiert werden.

Wenn das Rückenmark seine Zustimmung gibt, öffnet sich das Tor und die Nachrichten setzen ihre Reise zum Gehirn fort. Dort reflektiert das Gehirn die Botschaften, vergleicht sie mit den Schmerzen, die es in der Vergangenheit erlebt hat, und entscheidet, ob sie ernst zu nehmen oder harmlos sind.

Sollte das Gehirn entscheiden, dass es sich um eine schwere Gewebeschädigung handelt, würde es eine starke Stressreaktion auslösen, die dazu führt, dass sich der Schmerz wirklich schlimm anfühlt. Da es sich um einen Splitter oder Schnitt im Finger handelt, denkt das Gehirn, dass alles in Ordnung ist. Hier gibt es keinen Grund für eine »Kampf-oder-Flucht«-Reaktion, also auch keinen Grund, Adrenalin auszuschütten und Muskeln anzuspannen. So teilt das Gehirn dem Menschen mit einem leichten Schmerz mit, dass der Finger weh tut, und der Splitter entfernt werden sollte.

Die Schmerzwahrnehmung wird also erst im Gehirn gebildet – und Schmerz ist von

Mensch zu Mensch unterschiedlich. Manche Menschen empfinden den Schmerz als intensiver, andere als weniger intensiv. Die Schmerzschwelle wird zum Beispiel von den Genen beeinflusst, was bedeutet, dass die Schmerzübertragungswege bei jedem Menschen anders funktionieren. Das liegt daran, dass das Gehirn die Schmerzen moduliert, sie also verändert und den Schmerz so entweder lindert oder verstärkt. Die Schmerzwahrnehmung wird auch durch Gedanken und Gefühle beeinflusst. Gelassenheit und Zuversicht erhöhen die Schmerzgrenze, während Furcht und Angst sie senken.

Wenn eine Person wegen eines Splitters in Panik gerät und befürchtet, dass sich der Finger entzünden könnte, werden die Schmerzen wahrscheinlich als stärker wahrgenommen. Der Schmerz wird auch durch die Situation beeinflusst, in der der Schmerz empfunden wird. Das Gehirn und das zentrale Nervensystem können den Schmerz bei Bedarf dämpfen oder entscheiden, dass er erst später auftritt. Wenn zum Beispiel ein Normalbürger auf glattem Boden stürzt und sich das Handgelenk bricht, wird er vermutlich sofort starke Schmerzen verspüren. Bricht sich dagegen ein Spitzeneishockeyspieler mitten im intensivsten Play-off-Spiel das Handgelenk, so kann er das Spiel wahrscheinlich zu Ende spielen.

Schmerz gibt es in vielen verschiedenen Varianten. Schmerzen werden in der Regel in fünf Kategorien eingeteilt, je nach Art des Schmerzes. Wenn etwas im Körper einen Gefahrenalarm auslöst, handelt es sich in der Regel entweder um *mechanische*, z. B. durch Steifheit verursachte Schmerzen, oder um *ischämische*, z. B. durch ein Haltungs- oder Stoffwechselproblem verursachte Schmerzen, oder um *chemische bzw. entzündliche* Schmerzen. Diese drei Schmerzarten sind gewebebasiert, das heißt, es liegt beispielsweise eine Störung des Bewegungsapparats vor. Diese Störung meldet sich dem Gehirn durch Gefahrensignale im Nervensystem. Die vierte Schmerzart, der *Nervenschmerz*, wird durch eine Schädigung des Nervensystems selbst verursacht, das für Schmerzen sensibilisiert wurde. Die fünfte Art von Schmerz ist der *noziplastische* Schmerz. Es gibt keine physiologische Erklärung für diese Art von Schmerzen im Körper, und es gibt keine eindeutigen Befunde. Diese Schmerzen haben oft psychische Ursachen oder sind mit den Lebensumständen verknüpft, was aber nicht bedeutet, dass sie nicht real sind.

Jede Schmerzart hat ihre eigenen Symptome und Verhaltensweisen. Die Symptome des einen sind elektrisierend, die des anderen juckend. Wenn Sie die Art des Schmerzes erkannt haben, können Sie bereits darauf schließen, was Sie dagegen tun können. Jede Schmerzart wird auf die für sie am besten geeignete Weise behandelt. Oftmals kommen Schmerzarten auch in einem Paket daher. So kann beispielsweise eine entzündete Sehne neben entzündlichen auch mechanische und ischämische Schmerzen verursachen.

Die manchmal schwierigste Art der Schmerzen ist die sogenannte »zentrale Sensitivität«. Hier unterhält das zentrale Nervensystem, also Rückenmark oder Gehirn, die Schmerzen. Lange Zeit ging man davon aus, dass Schmerzen nur durch einen Gewebedefekt im Körper verursacht werden. Das ist oft der Fall, aber nicht immer. Insbesondere bei chronischen Schmerzen wird der Schmerz auch durch andere Faktoren beeinflusst, vor allem durch psychische Ursachen.

Mechanische Schmerzen sind gut zu behandeln

Mechanischer Schmerz bedeutet, dass eine bestimmte Bewegung einen scharfen, stechenden Schmerz verursacht. Die Bewegung ist oft schmerzhaft und steif. Mechanische Schmerzen stehen in der Regel in direktem Zusammenhang mit dem Körperteil, an dem der Schmerz empfunden wird. Wenn es keine Bewegung gibt, gibt es auch keine Schmerzen. Typische Beispiele sind Rückenschmerzen, die durch Steifheit, Verstauchungen, einen steifen Nacken und ein Schleudertrauma verursacht werden, bei dem sich die Muskeln plötzlich stark anspannen und es schmerzt, den Rücken zu bewegen.

Mechanische Schmerzen haben in der Regel eine gute Prognose, und in den meisten Fällen verschwinden die Schmerzen innerhalb weniger Tage von selbst. Mechanische Schmerzen sind auch am einfachsten zu behandeln. Die Behandlung umfasst in der Regel eine manuelle Therapie, das heißt, die Behandlung an den Geweben und Gelenken, körperliche Übungen und Dehnungen. Medikamente werden nur benötigt, wenn die Schmerzen sehr stark sind.

Entzündliche Schmerzen entstehen oft durch Überlastung

Entzündliche Schmerzen werden am häufigsten durch Überarbeitung oder Verletzungen verursacht. Wenn Gewebe beschädigt ist, beginnt der Körper, es zu reparieren. Das erste Stadium ist die Entzündung, bei der die Verletzungsstelle geschwollen und warm ist. Der Entzündungsschmerz ist pochend, als ob ein Puls im Schmerzbereich schlüge. Der Schmerz ist morgens besonders stark, und die betroffene Stelle ist nach dem Aufwachen oft steif. Im Laufe des Tages werden die Schmerzen aber weniger. Entzündliche Schmerzen werden durch Ruhe, Vermeidung von Belastungen, Hochlagerung und Kompression, z. B. mit einer Schiene, Bandage oder einem Tape, behandelt. Wenn die Schmerzen stark werden, können sie mit entzündungshemmenden Medikamenten gelindert werden. Entzündliche Schmerzen verschwinden meist ziemlich schnell nach einigen Tagen.

Ischämische Schmerzen bei einer sitzenden Person

Ischämische Schmerzen sind sehr häufig. Sie werden verursacht, wenn die Blutzufuhr zum Gewebe aus irgendeinem Grund blockiert wird, z. B. durch Kompression oder Dehnung. Das häufigste Beispiel ist wohl der "Büronacken": Wenn man den ganzen Tag am Computer sitzt, zirkuliert das Blut im Nacken- und Schulterbereich nicht mehr richtig. Die mangelnde Durchblutung führt zu einer Übersäuerung des Gewebes. Wenn die Muskeln nicht genügend Sauerstoff bekommen, sinkt ihr pH-Wert, und der Körper reagiert mit Gefahrenalarm. Schmerzen sind ein Hinweis darauf, dass es ein Problem bei den Muskeln gibt.

Der ischämische Schmerz ist die mildeste Form des Schmerzes überhaupt (wenn wir vom Bewegungsapparat reden). Er fühlt sich mild, leicht reizend und ermüdend an. Viele Menschen haben das Gefühl, dass ihre Muskeln angespannt und verkrampft sind – obwohl sie eigentlich oft zu schwach sind. Im anderen Extremfall sind die Muskeln durch intensives Training und wenig Dehnung zu stark angespannt. In angespannten Muskeln kann das Blut nicht richtig zirkulieren.

Ischämische Schmerzen treten oft nur in einer bestimmten Position auf, z. B. im Stehen oder Sitzen, und verschwinden, wenn man sich bewegt. Bewegung lindert den Schmerz, weil sie die Durchblutung anregt. Auch Massagen sind gut gegen Schmerzen – allerdings nur für kurze Zeit. Wenn die Ursache nicht behandelt wird, kehren die Schmerzen schleichend zurück. Ein Physiotherapeut kann Ihnen sagen, warum Ihre Durchblutung gestört ist und wie Sie dies mit speziellen Übungen beheben können.

Ischämische Schmerzen können auch durch übermäßig bewegliche Gelenke, ein Problem mit der Bewegungskoordination oder eine deutliche Fehlhaltung, also eine falsche Belastung des Körpers, verursacht werden. Am schlimmsten sind ischämische Schmerzen, wenn eine arterielle Thrombose vorliegt, z. B. der unteren Gliedmaße. In diesem Fall treten die Schmerzen beim Gehen auf, verschwinden aber bald wieder, wenn man sich hinsetzt. Ischämische Schmerzen sind in der Regel aber nicht weiter schlimm. Um sie loszuwerden, ist es notwendig, die alltäglichen Gewohnheiten zu korrigieren. Die größte Herausforderung ist oft die Überwindung des inneren Schweinehundes.

Nervenschmerzen sind ein seltsames Leiden

Wahrscheinlich ist jeder schon einmal mit dem Ellbogen gegen eine Türkante geknallt und hat damit den Nerv getroffen, der als »Musikantenknochen« bekannt ist. Der stechende Schmerz ist oft bis in die Finger zu spüren. Es ist ein Nervenschmerz. In den meisten Fällen beschädigt ein kleiner Stoß den Nerv nicht, sodass die Schmerzen sofort gelindert werden. Ist hingegen einer der Nerven im Körper geschädigt, ist und bleibt der Schmerz vorhanden.

Die häufigste Ursache für Schmerzen durch Nervenschäden ist ein Ischias. Dabei drückt ein Bandscheibenvorfall auf eine Nervenwurzel im Rückenmark, was zu schmerzhaften und oft lang anhaltenden Nervenschmerzen führt. Ein »einfacher« Bandscheibenvorfall heilt oft in drei bis vier Wochen, aber bei Nervenschäden kann es bis zu sechs Monate dauern, bis er verheilt ist.

Das menschliche Nervensystem ist in zwei Teile gegliedert. Das zentrale Nervensystem umfasst das Gehirn und das Rückenmark, und dieses Nervensystem steuert alle Aktivitäten des Körpers. Das Gehirn und das Rückenmark verzweigen sich in eigene periphere Nervensysteme, deren Nerven den ganzen Körper von Kopf bis Fuß durchziehen. Das Gehirn verfügt also über ein eigenes peripheres Nervensystem, das sich zu Kopf, Kiefer und Schultern hin verzweigt. Aus diesem Grund hat beispielsweise ein Tetraplegiker (Lähmung aller vier Extremitäten) keine Nervenversorgung zu den Gliedmaßen, Augen, Mund und Ohren funktionieren aber normal.

Bei Nervenschmerzen sind nicht die Gewebe, sondern die Nervenbahnen verletzt, die den Schmerz wahrnehmen. Nervenschmerzen können nicht nur durch die Verletzung, sondern auch durch eine Erkrankung wie Diabetes oder Gürtelrose verursacht werden.

Nervenschäden können auf viele verschiedene Arten auftreten. Sie können zum Beispiel durch einen Schlag oder eine Verdrehung verursacht werden. Das Knöchelband kann verstaucht und gleichzeitig kann ein kleiner peripherer Nerv beschädigt sein. In diesem Fall erholt sich der Knöchel zwar wieder, aber die Schmerzen bleiben. Manchmal kann der Nerv auch eingeklemmt werden.

Nervenschmerzen sind deutlich schmerzhafter als andere Arten von Schmerzen. Die Schmerzen können beispielsweise brennend, ausstrahlend, stechend, elektrisch, kribbelnd oder lähmend sein. Manchmal fühlt es sich an, als liefen Ameisen unter der Haut. Die Schmerzen können auch von anderen seltsamen Empfindungen wie Muskelschwäche, Kribbeln und Taubheit begleitet sein. Die größte Herausforderung bei Nervenschmerzen ist ihre seltsame Natur. Der Schmerz kann uns Tag und Nacht verfolgen oder ein Eigenleben führen: Er erscheint, verschwindet und taucht wieder auf, wann er will. Aus diesem Grund werden Nervenschmerzen von medizinischen Fachkräften nicht immer korrekt erkannt.

Nervenschmerzen werden durch gewöhnliche Schmerzmittel nicht unbedingt gelindert, da beispielsweise NSAR (Entzündungshemmer) nicht auf das zentrale Nervensystem einwirken. In solchen Fällen werden stärkere Medikamente benötigt. Die Schmerzen sollten so schnell wie möglich behandelt werden, denn wenn sie lange anhalten, können sie das zentrale Nervensystem sensibilisieren und zu einer chronischen Erkrankung werden. Beschädigte Nerven heilen meist, die Genesung dauert jedoch oft Monate. Eine Behandlung durch einen Physiotherapeuten kann helfen, oftmals ist zusätzlich eine ärztliche Behandlung mit medikamentöser Therapie erforderlich. In manchen Fällen ist eine Operation die einzige Möglichkeit der Heilung.

Das zentrale Nervensystem kann Schmerz lernen

Viele der Schmerzen, die wir empfinden, sind akute, vorübergehende Schmerzen. Ein schwerer Umzugskarton schmerzt den Rücken, ein Hexenschuss fährt in den Rücken oder ein Knöchel ist verstaucht. Selbst wenn die Schmerzen stark sind, heilt die Natur bzw. der Körper sie normalerweise innerhalb einer Woche selbst. Bei einer kleinen Anzahl von Menschen bleiben die Schmerzen jedoch bestehen.

Oft besteht das Problem selbst bereits nicht mehr, aber die Schmerzen bleiben bestehen und werden chronisch. Egal, wie genau man seinen Körper untersucht, man kann die Ursache oft nicht finden. Denn in vielen chronischen Fällen sind die Faktoren, die den Schmerz aufrechterhalten, psychischer Natur. In vielen Fällen ist der chronische Schmerz nicht gewebebedingt, sondern wird durch etwas verursacht, das das zentrale Nervensystem für Schmerzen sensibilisiert hat. Dies kann auf Stress, Depression, Angst oder Unruhe zurückzuführen sein.

Während Nervenschmerzen beispielsweise durch einen geschädigten oder eingeklemmten Nerv verursacht werden, wird die Schmerzempfindlichkeit des zentralen Nervensystems häufig durch das Gehirn aufrechterhalten. Das zentrale Nervensystem selbst ist nicht geschädigt, hat aber dank des Gehirns neue Verhaltensweisen erlernt, die den Schmerz aufrechterhalten. Das Nervensystem und das Gehirn sind wie

Erstklässler – sie lernen neue Dinge sehr einfach und schnell. Wenn wir üben, ein Kinderlied zu singen, die Schritte des Tangos oder Spanisch lernen, lernt das Nervensystem mit uns.

Wenn man genug geübt hat, werden die Lektionen im Gehirn verankert. Singen, Tanzen und Sprechen geschieht automatisch und ohne nachzudenken. Ein Ohrwurm kann sogar von selbst in Ihrem Kopf zu klingen beginnen, und Sie können ihn nicht abstellen wie einen Radiosender. So wie das Gehirn Lieder lernt, so lernt es auch Gefühle und Gedanken, die wir uns wiederholen. Je öfter ein Gedanke wiederholt wird, desto leichter kann das neuronale Netz aktiviert werden und Prozesse automatisieren. Wenn Sie also Gedanken üben, werden sie stärker. Zum Guten und zum Schlechten.

Wenn einem Patienten in der Arztpraxis gesagt wird, dass er einen Hexenschuss hat, kann ihn das sehr erschrecken. Auf dem Heimweg sagt er sich: »Mein Rücken ist kaputt, alles ist schief und tut weh.« Der gleiche Gedankengang setzt sich am Kaffeetisch und im Bett fort. Dies verstärkt das Erlernen von Rückenschmerzen und verschlimmert oft das Schmerzempfinden. Mit anderen Worten: Das Gehirn lernt, den Schmerz aufrechtzuerhalten, so wie es lernt, den Ohrwurm zu hören.

Im schlimmsten Fall ist die Angst katastrophisierend, das heißt, man befürchtet das Schlimmste, übertreibt und ist hoffnungslos. Katastrophisieren bewirkt, dass der Körper Hormone ausschüttet, die das zentrale Nervensystem für Schmerzen sensibilisieren. Stress und Angst, die durch die Schmerzen verursacht werden, können auch dazu führen, dass eine Person mit Rückenschmerzen zum Beispiel Sport und körperliche Aktivitäten vermeidet. »Ich muss das Fitnessstudio absagen«, könnte er oder sie denken. »Es ist besser, zu Hause auf dem Sofa zu bleiben, damit sich mein Rücken nicht verschlimmert.«

In den meisten Fällen ist die Angst vor Schmerzen unnötig, wenn auch verständlich. Das Problem ist, dass die Angst die Abwärtsspirale oft noch verschlimmert. Wenn Sie sich nicht trauen, Ihren Rücken zu beanspruchen, wird er sich auch nicht so schnell erholen. Bei Schmerzen wäre es besser, das Gegenteil zu tun: Versuchen Sie, die Dinge positiv zu sehen und sich so viel wie möglich zu bewegen.

Gedanken und Gefühle haben eine erstaunlich starke Wirkung. Was wir hören, sagen, tun, denken und fühlen, löst Nervenimpulse aus. Diese Impulse können das Schmerzempfinden entweder verschlimmern oder lindern. So bewirken beispielsweise Angst, Beklemmung und wiederholte Anschuldigungen wie »Das ist alles die Schuld von diesem verdammten Mistkerl, der mir mit seinem Moped über den Fuß gefahren ist«, dass der Körper Stresshormone ausschüttet. Adrenalin und Cortisol sensibilisieren das zentrale Nervensystem für Schmerzen.

Neurotransmitter wirken auch in die andere Richtung. Wenn Sie zuversichtlich, entspannt und gut gelaunt sind, setzt Ihr Körper Wohlfühlhormone wie Dopamin, Serotonin und Oxytocin frei. Diese Neurotransmitter wirken schmerzlindernd.

Neurotransmitter spielen also eine große Rolle. Vor allem aufgrund der Hormone fühlen sich Menschen mit chronischen Schmerzen an einem Tag besser und am nächsten schlechter. Wenn Sie zum Beispiel gut geschlafen haben, die Sonne scheint und Ihre Freunde mit einer guten Flasche Wein zu Besuch kommen, steigen Ihre Lusthormone in die Höhe und Sie nehmen den Schmerz vielleicht gar nicht wahr. Das kann auch passieren, wenn Sie in der Garage an Ihrem geliebten Volvo V70 schrauben, eifrig stricken oder auf dem Sofa Ihre Lieblingsmusik hören. Vergnügliche Aktivitäten regen die Ausschüttung des Glückshormons Dopamin an, durch das Stress abgebaut und der Geist abgelenkt wird. Auf diese Weise unterbricht es die Schmerzbahnen.

Anhaltende Schmerzen können das Immunsystem verwirren und eine Vielzahl von Symptomen verursachen: Kopfschmerzen, Reizdarmsyndrom, Fibromyalgie, Verstopfung, Hautausschläge, Schmerzen im unteren Rücken, im Nacken und in den Hüften – um nur einige zu nennen. Schmerzen, die durch eine Sensibilisierung des zentralen Nervensystems verursacht werden, gehen ihren eigenen Weg. Sie kommen und gehen, wie und wann sie wollen, und tun, was sie wollen. Das Schmerzempfinden kann sogar durch das Wetter beeinflusst werden.

Da die Schmerzursache in diesen Fällen häufig mit der Psyche zusammenhängt, besteht die Hauptbehandlung dieser Schmerzen in Gesprächen, Psychotherapie und Entspannungstechniken. Zur Unterstützung werden Medikamente und aktive Rehabilitation eingesetzt. Die Behandlung untersucht zum Beispiel, wie Sie im Alltag zurechtkommen und wie es Ihnen in verschiedenen Bereichen Ihres Lebens geht. Ziel der Psychotherapie ist es, das Gehirn so zu trainieren, dass es wieder normal funktioniert und nicht mehr das Schmerzlied abspielt. Das Wichtigste ist, dass Sie vom Mitfahrer wieder zum Fahrer werden und das Steuer übernehmen. Manchmal werden chronische Schmerzen leider aber auch zu einem ständigen Begleiter. Das Beste – aber auch Schwierigste – ist es dann, den Schmerz zu akzeptieren.

Bei der zentralen Sensibilisierung (durch das Gehirn) ist der Schmerz variabel, bei der spinalen Sensibilisierung (durch das Rückenmark) ist er anhaltend. Selbst das Tragen von enger Kleidung, z. B. von Socken, kann schmerzhaft sein. Diese Art von chronischen Schmerzen wird mit Psychotherapie, körperlichen Übungen und gegebenenfalls mit Medikamenten behandelt. Massagen, Dehnungen und Manuelle Therapie können die Schmerzen eher verschlimmern.

Unabhängig von der Ursache der Schmerzen ist es wichtig, die Schmerzen von Anfang an zu kontrollieren. Auf diese Weise wird das zentrale Nervensystem weniger wahrscheinlich für den Schmerz sensibilisiert und das Leben kommt wieder in Gang.

Rückenschmerzen

Akut:
Schmerzen bestehen erst seit ein paar Tagen

- Hexenschuss → Seite 34
- Diskushernie, Vorwölbung und Vorfall der Bandscheibe → Seite 34 und Seite 37
- Ischias oder ins Bein ausstrahlende Schmerzen → Seite 37

Persistierend:
Schmerzen bestehen seit Wochen oder Monaten

- Schmerzen in der Gesäß- und Beckenregion → Seite 84
- Steifigkeit und Schmerzen in der Bewegung
  - beim Bücken/Vorbeugen → Seite 41
  - beim Strecken → Seite 46
  - in Seitneige → Seite 50
- kaum Steifigkeit und Schmerzen in der Bewegung. Schmerzt in Positionen/Haltungen
  - Beugehaltungen (im Sitzen) → Seite 56
  - Streckpositionen (im Stehen) → Seite 64
  - Seitneigungen (Rotationsproblem) → Seite 74

Taubheitsgefühle im Schritt oder Bein/Fuß,
Lähmungen,
Mühe beim Wasserlassen,
Unfall oder schwere Krankheit

Gehen Sie zum Arzt!

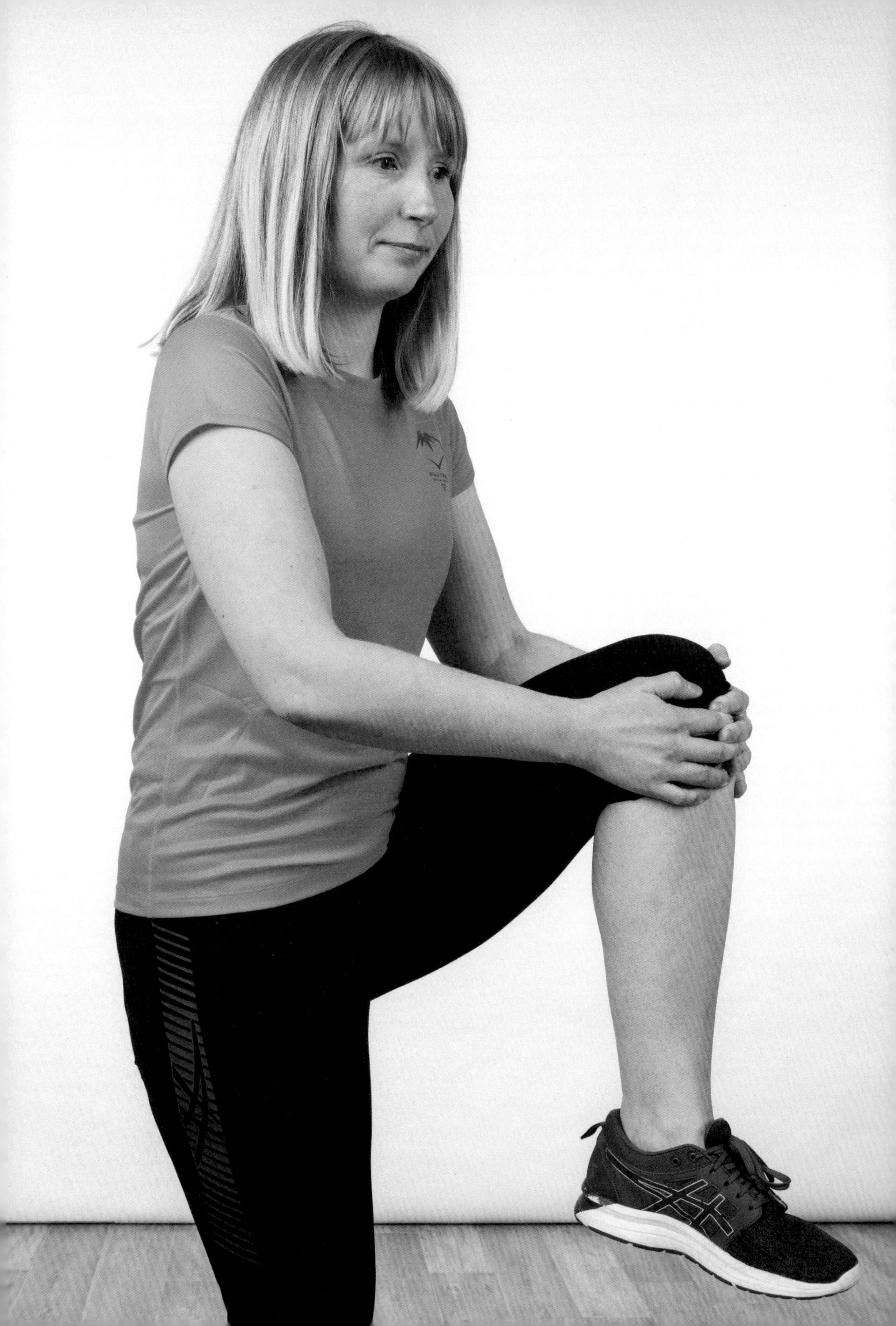

Selbsttest und Übungen

Finden Sie heraus, wo das Problem Ihrer Beschwerden liegt, und finden Sie die passenden Übungen, die Sie bedenkenlos ausführen können.

Akute Rückenschmerzen

Symptome: Die Rückenschmerzen haben recht plötzlich angefangen. Eventuell haben Sie sich beim Anheben eines Gegenstands verhoben oder sich falsch gebückt. Vermutlich haben Sie eine Bewegung ausgeführt, die Sie sonst eher selten machen. Und zack – plötzlich schmerzt der Rücken seit einigen Tagen (maximal seit zwei Wochen).

Sicherheitscheck:

- Es schmerzt nur im Rücken.
- Der Schmerz strahlt nicht aus.
- Der Rücken fühlt sich eher steif an und alle Bewegungen tun weh.
- Auch das Umdrehen im Bett verursacht Schmerzen.

Entwarnung:

- Höchstwahrscheinlich bedeuten die Schmerzen nichts Ernsthaftes und sind nach 2–4 Wochen wieder verschwunden.
- Laut Statistik sind ca. 90 % der Betroffenen nach 3 Wochen wieder fit und 5 % innerhalb von 6 Wochen. Bei sehr wenigen hält der Schmerz länger an (evtl. bei 5 %).

Was ist es?

- Machen Sie sich keine Sorgen, sehen Sie die Schmerzen ein bisschen wie eine Erkältung, die auch nach ein paar Wochen von selbst wieder verschwindet.
- Eventuell haben Sie sich eine kleine Zerrung zugezogen, das ist ähnlich nervig wie ein Krampf im Fuß – auch der tut höllisch weh.
- Es kann sich um eine Zerrung auch in der Bandscheibe handeln oder auch eine extreme Muskelverspannung.

Was können Sie selbst tun?

- Versuchen Sie, Ihren Alltag wie gewohnt anzugehen. Meiden Sie keine Bewegungen, nehmen Sie keine unnötigen Schonhaltungen ein, bewegen Sie sich ganz normal.
- Bettruhe ist nicht nötig.
- Probieren Sie Bewegungen und Haltungen, Positionen aus, die die Schmerzen etwas lindern.

Übungen zu Beginn

Übung 1: Zunächst können Sie sich in Rückenlage auf eine Matte legen und Ihre Beine hochlagern. Am besten in einem rechten Winkel, indem Sie Unterschenkel und Füße auf einem Stuhl oder Hocker ablegen. Achten Sie darauf, dass Sie nicht ins Hohlkreuz kommen und Ihr Rücken flächig am Boden aufliegt. 1 Wenn Ihnen diese Position guttut, machen Sie die Übung gerne mehrmals täglich für ein paar Minuten.

Übung 2: Alternativ können Sie Ihren Rücken »aushängen«, beispielsweise indem Sie sich an eine Stange im Türrahmen hängen und die Beine leicht vom Boden lösen. 2 Oder Sie lehnen sich mit nach oben gestreckten Armen in den Türrahmen und geben Ihr Gewicht vorsichtig an die Arme ab. Wenn Ihnen diese Übung hilft, führen Sie sie gerne mehrmals täglich für etwa 15–30 Sekunden aus.

Übung 3: In Seitlage (schmerzende Körperseite oben) können Sie sich auch auf ein Sofa oder Ihr Bett legen und dabei die Beine seitlich runterhängen lassen. Machen Sie es sich bequem, legen Sie ein Kissen oder Ihre Arme unter den Kopf und genießen Sie die sanfte Dehnung. 3 Gerne mehrmals am Tag.

1

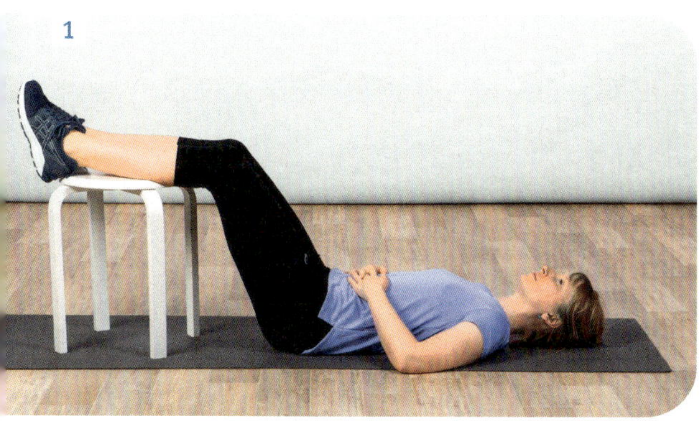

2

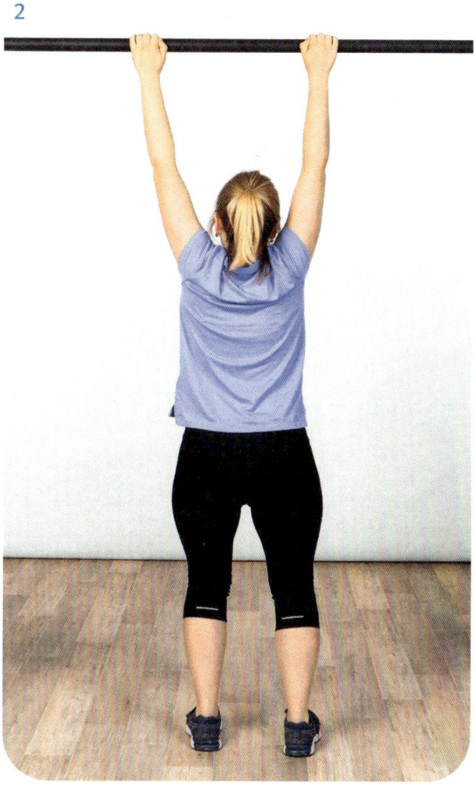

3

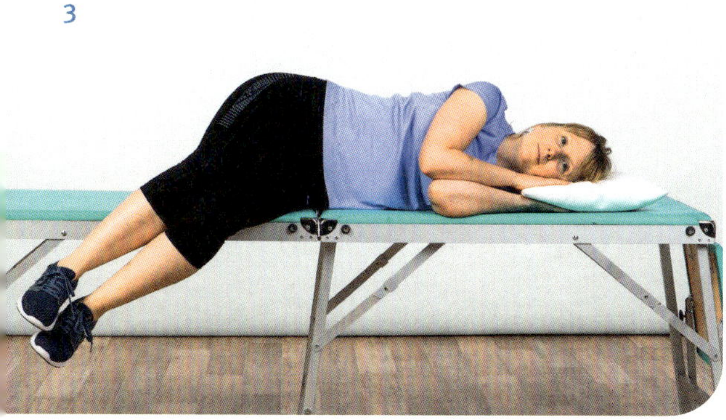

Übung in Bauchlage

Legen Sie sich in Bauchlage auf eine Matte, Ihr Kopf ruht auf Ihren Händen, und genießen Sie zunächst einfach diese Position für einige Minuten. 1

Wenn sich diese Haltung angenehm anfühlt, können Sie im ersten Schritt die Unterarme parallel zum Mattenrand am Boden auflegen und Ihren Oberkörper leicht anheben. 2 Gelingt auch diese Haltung ohne Probleme, können Sie im nächsten Schritt die Arme durchstrecken und den gesamten Oberkörper von der Matte anheben. Diese Übung erinnert ein bisschen an den heraufschauenden Hund aus der Yoga-Praxis. 3

Achten Sie bei allen Bewegungen bitte stets auf Ihre Schmerzgrenze und bewegen Sie sich nicht über diese hinaus. Wenn sich die Übung gut anfühlt, können Sie sie gerne mehrmals am Tag mit je 10 Wiederholungen ausführen.

1

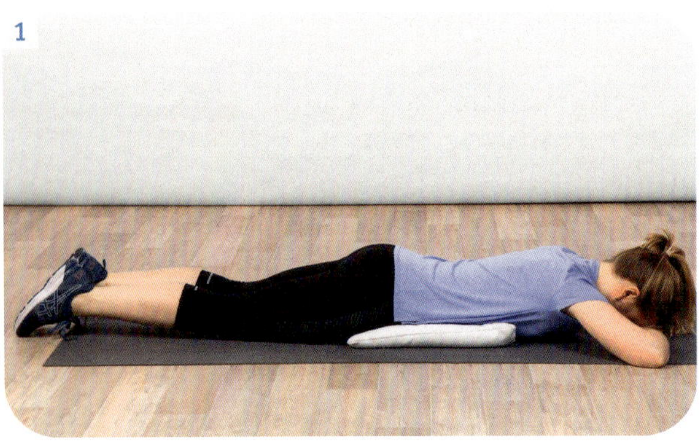

2

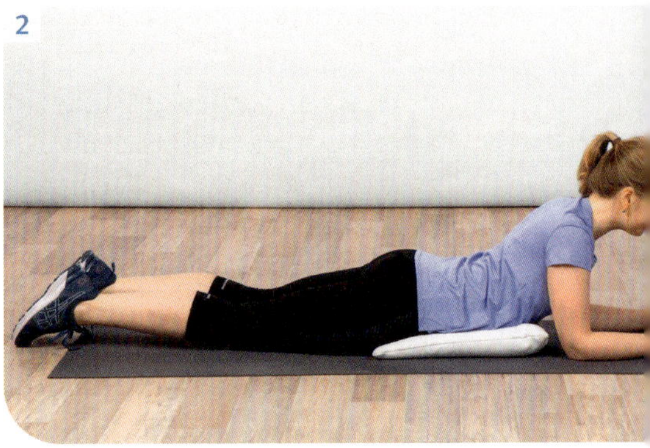

3

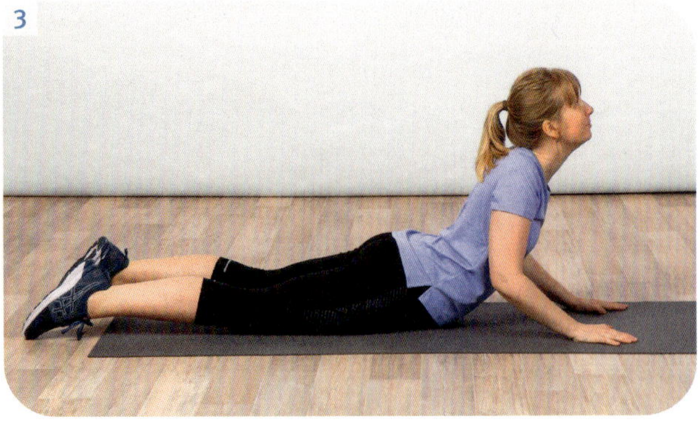

Ausstrahlende Rückenschmerzen

Auch bei Schmerzen, die ins Bein ausstrahlen, gilt zunächst: Keine Panik. Oftmals sind die Schmerzen zwar ganz schön heftig, in 80 % der Fälle werden aber auch sie nach etwa 6 Wochen nach und nach immer weniger. Sind allerdings auch Symptome wie Taubheit oder Muskelschwäche vorhanden, kann der Genesungsprozess gerne auch mal 6–12 Monate in Anspruch nehmen.

90–95 % der Betroffenen werden ohne größeren Eingriff/Operation wieder beschwerdefrei, geben Sie sich und Ihrem Körper einfach etwas Zeit.

Wann Sie doch zum Arzt sollten: Wenn die Schmerzen seit einigen Tagen ausstrahlen und keinerlei Besserung eintritt. Ein Arzt kann Ihnen dann ggf. schmerzlindernde Medikamente empfehlen bzw. verschreiben. An einen Chirurgen werden Sie nur überwiesen, wenn es gar nicht anders geht und Taubheit und Muskelschwäche zunehmen.

Übungen zu Beginn: Zunächst können Sie die Übungen ausführen, die ich Ihnen bei den akuten Rückenschmerzen (S. 34) vorgestellt habe. Wenn Ihnen diese Übungen guttun, führen Sie sie gerne mehrmals täglich aus. Wenn sie Schmerzen verursachen, bitte nicht ausführen! Anschließend können Sie folgende Nervenmobilisationsübungen ausführen.

Übung in Rückenlage

Legen Sie sich in Rückenlage auf eine Matte. Winkeln Sie ein Bein an, ziehen Sie es in Richtung Oberkörper heran und umgreifen Sie den Oberschenkel mit beiden Händen. ❶ Dann das Bein möglichst gerade in Richtung Decke strecken. Den Kopf dabei in den Nacken legen. ❷ Abschließend den Kopf anheben und das Bein in die angewinkelte Ausgangsposition zurückführen. Kopf und Knie ziehen sozusagen aufeinander zu. ❸

Die Übung dann mit dem anderen Bein ausführen. Führe Sie die Übung jeweils 10-mal aus. Wenn die Schmerzen dadurch abnehmen, wunderbar. Nehmen die Schmerzen hingegen zu, ist es noch zu früh für diese Übung und Sie sollten vorerst noch bei den leichteren Einstiegsübungen bleiben.

1

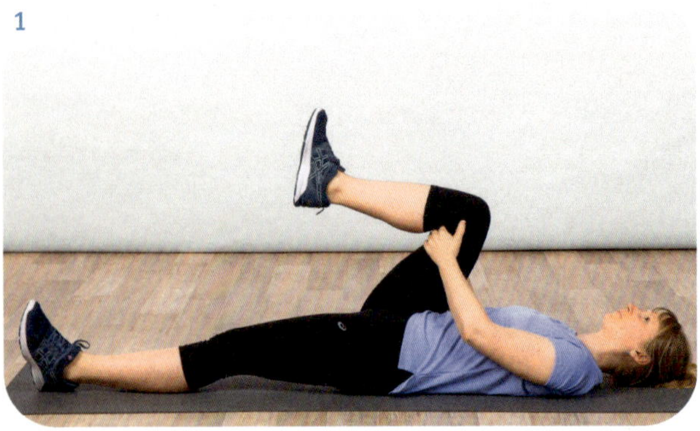

2

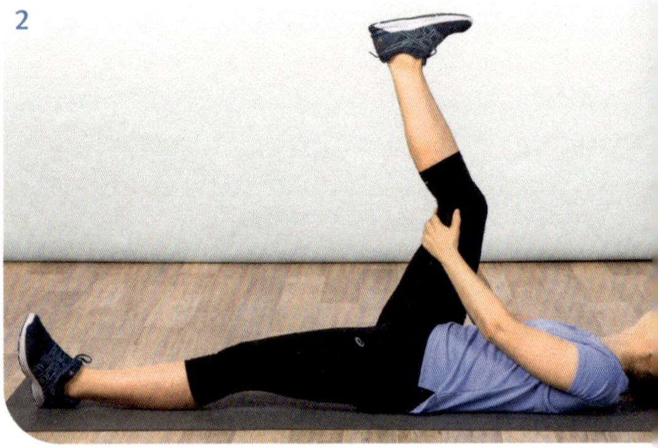

3

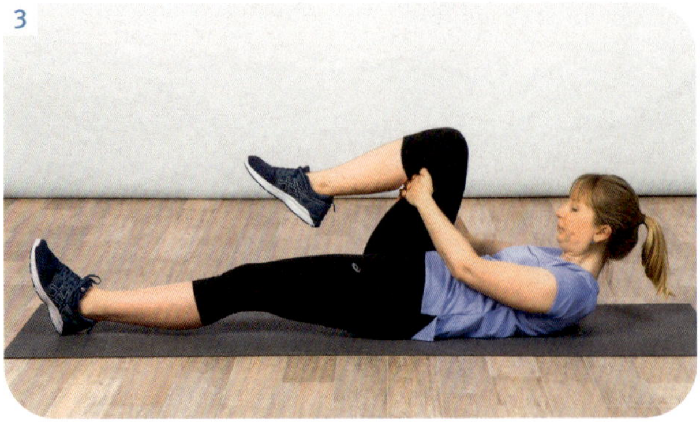

Übung im Sitzen

Setzen Sie sich auf einen Stuhl oder eine andere Sitzgelegenheit und machen Sie den Rücken krumm. Strecken Sie dann ein Bein parallel zum Boden, die Zehen ziehen in Richtung Ihres Körpers. Legen Sie nun noch den Kopf in den Nacken. 1 Probieren Sie ein paar Wiederholungen aus. Wenn Ihnen das guttut, machen Sie die Übung ein paar Mal am Tag mit jeweils 10–15 Wiederholungen. Sollten die Schmerzen zunehmen, beenden Sie die Übung und gönnen Sie sich etwas Ruhe. Probieren Sie es ein paar Tage später erneut.

1

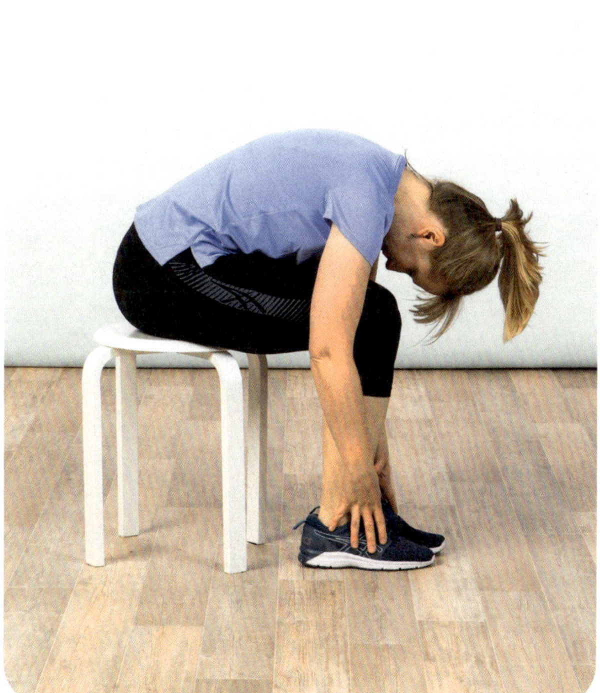

Anhaltende Rückenschmerzen mit Steifigkeit

Bei anhaltenden Rückenschmerzen ist es wichtig, dass die Schmerzen nicht ausstrahlen, keine Taubheit und Muskelschwäche auftreten und Sie sich mehr oder weniger problemlos bewegen können. Zu unterscheiden sind nun Steifheitsgefühle in unterschiedliche Richtungen bzw. Steifigkeit bei bestimmten Bewegungen.

Wie lange sollten Sie die Übungen ausführen?

- Wenn die Steifigkeit schon lange besteht (Monate oder gar Jahre), sollten die Übungen eine Gewohnheit werden, dafür sollten Sie sie möglichst 1- bis 2-mal täglich ausführen.
- Wenn die Beschwerden erst seit Kurzem bestehen, werden sie voraussichtlich auch recht schnell durch die Übungen gelindert werden können.
- Sobald die Beweglichkeit wieder hergestellt ist und der Rücken nicht mehr wehtut, sollten Sie sich wieder ganz normal bewegen und auch Sport treiben.

Steifigkeit beim Bücken/Vorbeugen

Test

Je nachdem, wie steif Ihr Rücken ist, können Sie sich kaum noch bücken. Im Normalzustand sollten Sie mit Ihren Händen bei der Beuge nach vorne den Boden berühren können. (1) Ist Ihr Rücken etwas steif, bildet Ihr Rücken vermutlich eher eine horizontale Linie parallel zum Boden (2), ist der Rücken ganz eindeutig steif, können Sie lediglich den oberen Rücken im Schulterbereich beugen. (3)

1

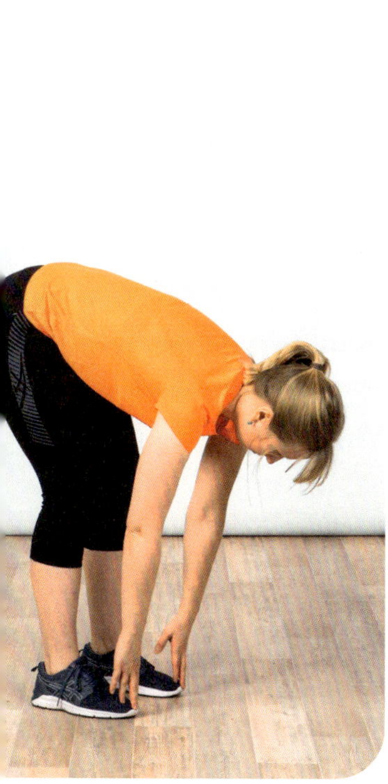

2

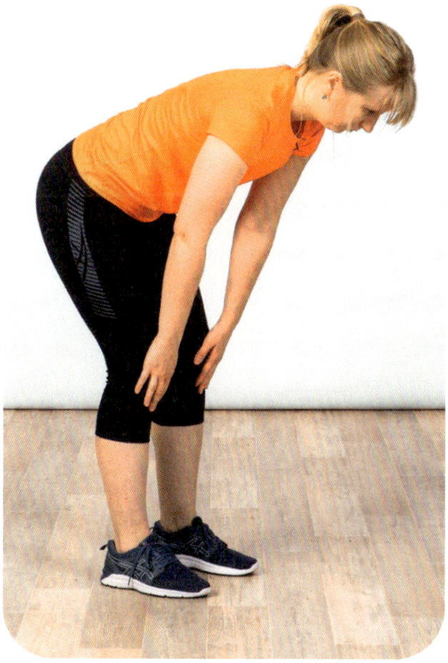

3

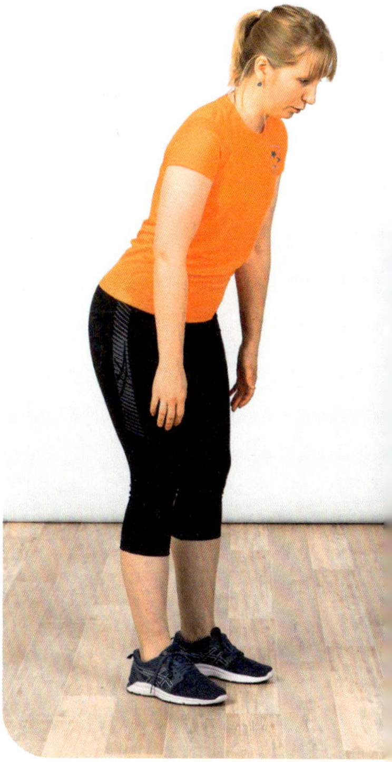

Übungen in Rückenlage

Übung 1: Legen Sie sich in Rückenlage auf eine Matte, die Beine sind hüftbreit auseinander. Ziehen Sie nun beide Beine angewinkelt in Richtung Oberkörper und umgreifen Sie mit Ihren Händen die Knie. Kopf und Schultern heben Sie leicht vom Boden ab. Ihr Körper bildet sozusagen ein zusammengeschnürtes Päckchen. ❶ Kurz halten, dann wieder auflösen. Wenn Ihnen die Übung guttut, machen Sie sie gerne mehrmals am Tag. Halten Sie die Positionen bis zu 30 Sekunden.

Übung 2: In Rückenlage ziehen Sie ein Bein angewinkelt in Richtung Oberkörper, das andere bleibt gestreckt am Boden liegen. Bei dieser Übung umfassen Sie mit beiden Händen das angezogene Bein, Kopf und Oberkörper bleiben auf der Matte liegen. ❷ Spüren Sie einen Moment in die Dehnung, lösen Sie dann auf und führen Sie die Bewegung mit dem anderen Bein aus. Wenn Ihnen die Übung guttut, machen Sie sie gerne mehrmals am Tag. Halten Sie die Positionen bis zu 30 Sekunden.

Übung 3: Statt das Bein angewinkelt zum Oberkörper zu ziehen, können Sie es auch gestreckt in Richtung Decke strecken. Umgreifen Sie das Bein am besten in der Kniekehle. Das andere Bein bleibt, wie Oberkörper und Kopf, am Boden liegen. ❸ Auch hier in die Dehnung spüren, dann auflösen und das andere Bein in Richtung Decke strecken. Machen Sie diese Übung 2-mal täglich mit 10 Wiederholungen.

1

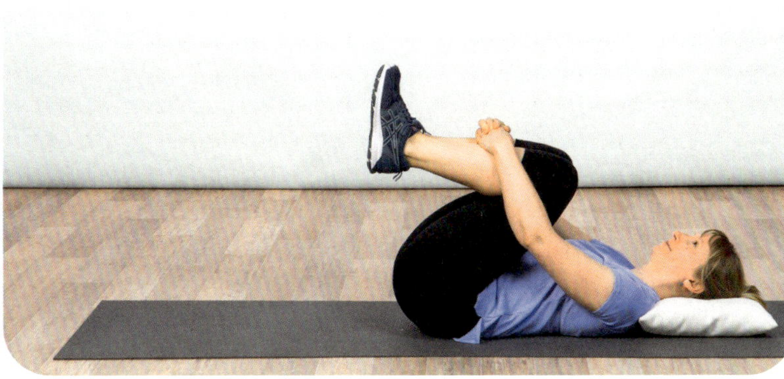

2

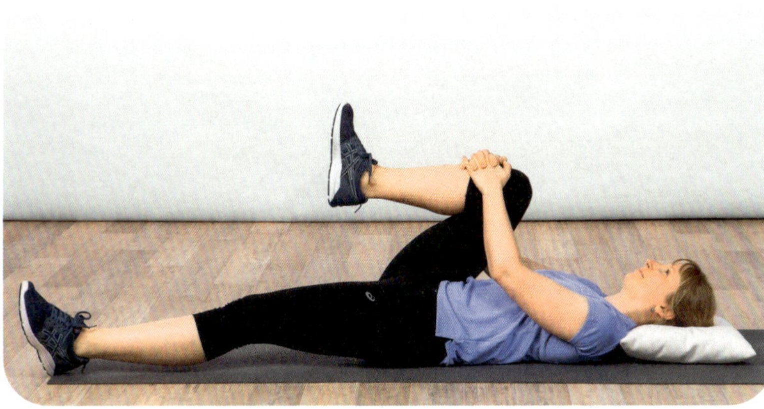

3

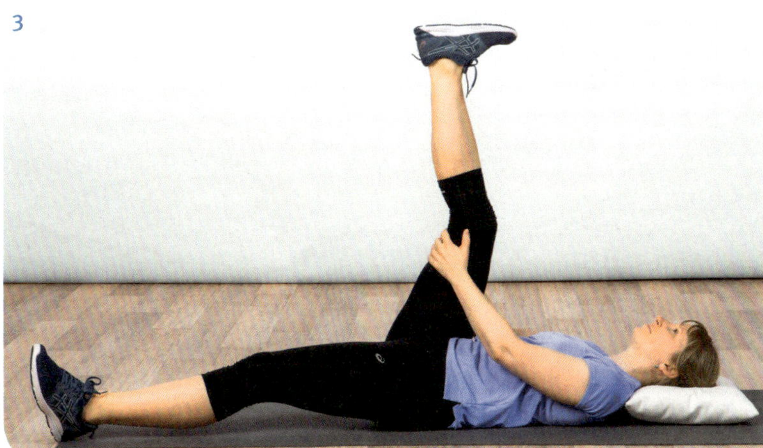

Übungen im Sitzen

Übung 1: Setzen Sie sich auf einen Stuhl oder Hocker, beugen Sie Ihren Oberkörper nach vorne, sodass er auf den Oberschenkeln aufliegt, und lassen Sie die Arme entspannt in Richtung Boden hängen. 1 Genießen Sie einige Augenblicke diese entspannende Position, in der keinerlei Gewicht auf dem Rücken lastet.

Übung 2: Sie können die Übung auch ohne Stuhl ausführen, indem Sie sich im entspannten Schneidersitz auf den Boden setzen, die Arme entspannt zwischen den Beinen ablegen und den Rücken sanft nach vorne wölben. Ihr Kinn zieht dabei zur Brust. 2 Auch diese Position können Sie so lange halten, wie es sich gut anfühlt.

1

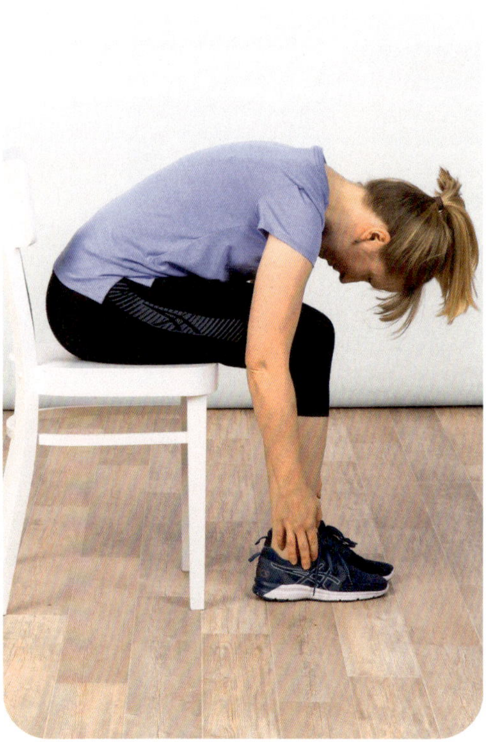

2

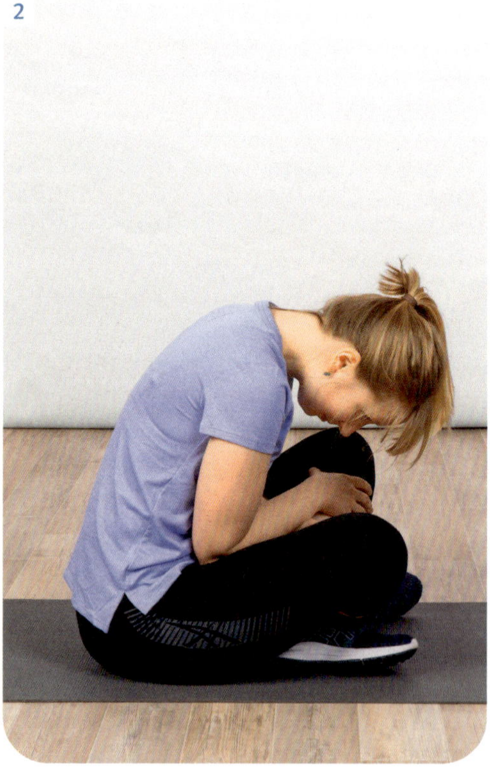

Übung in Bauchlage

Auch in Bauchlage können Sie Ihren Rücken gut »aushängen«, indem Sie sich beispielsweise über einen Stuhl oder Hocker legen. Sowohl Arme als auch Beine hängen entspannt nach unten. Wenn der Hocker nicht sehr hoch ist, können Sie Hände und Füße auch entspannt am Boden ablegen, dann liegt nicht so viel Gewicht auf Ihrem Rumpf. 1

1

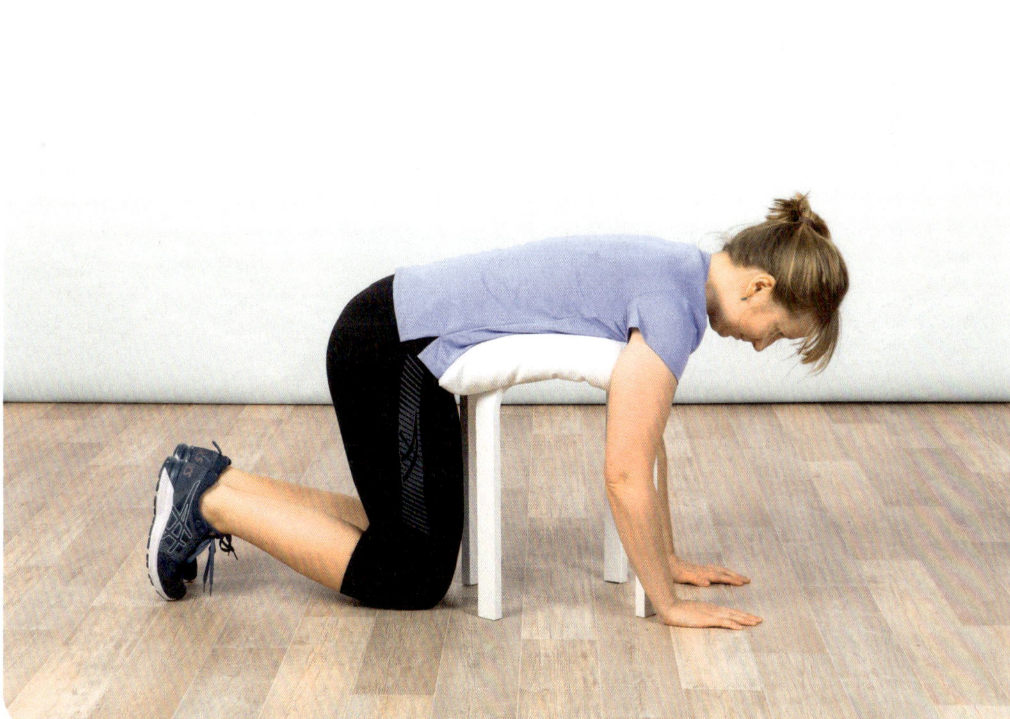

Steifigkeit beim Strecken

Test

Je nachdem, wie steif Ihr Rücken ist, können Sie sich kaum noch strecken bzw. nach hinten lehnen. Im Normalzustand sollte Ihr Rücken eine schöne Bogenform aufweisen, Ihr Blick kann entspannt in Richtung Decke gehen. 1 Ist Ihr Rücken etwas steif, können Sie sich nicht ganz so weit nach hinten strecken, Ihr Blick ist eher nach vorne oben ausgerichtet. 2 Ist der Rücken in der Rückstreckung eindeutig steif, können Sie sich lediglich in der Hüftregion etwas nach hinten lehnen. 3

1

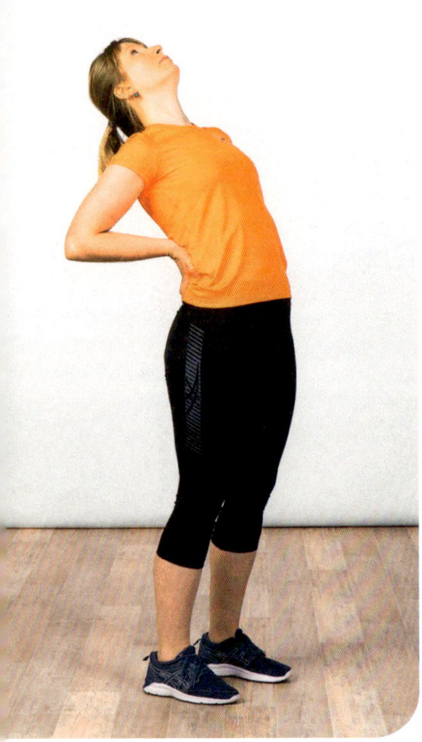

2

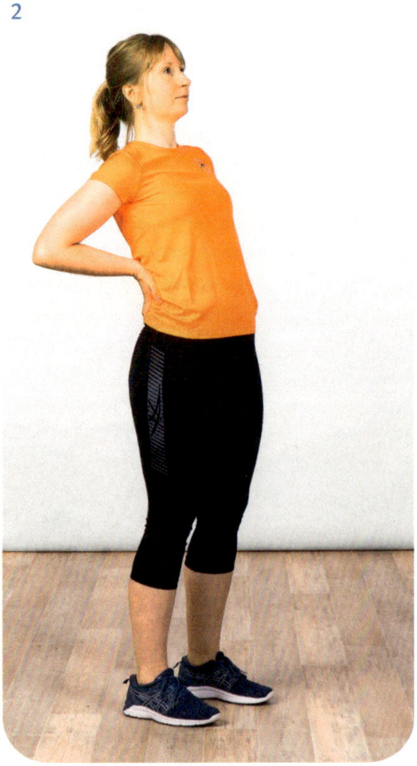

3

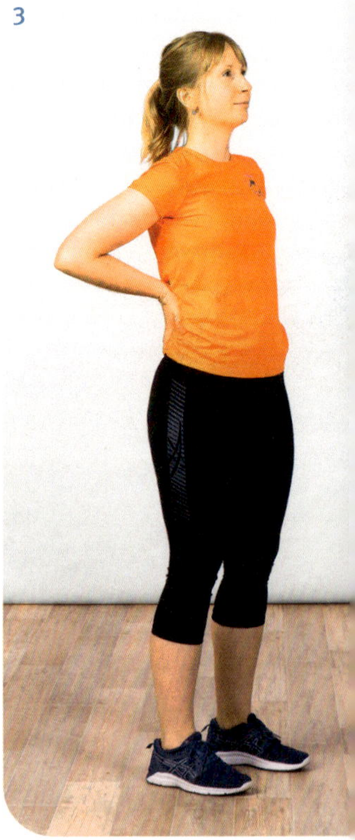

Übungen in Rückenlage

Übung 1: Um Ihren Rücken zu entlasten, können Sie sich auch auf eine Bank oder Ihr Bett oder Sofa legen, Ihr Gesäß ist dabei an der Tisch-/Bettkante. Lassen Sie nun die Beine entspannt nach unten hängen, Ihre Füße dürfen den Boden berühren. (1) Spüren Sie einfach sanft in diese Dehnung und geben Sie alles Gewicht an die Unterlage ab. Halten Sie die Position so lange, wie es sich gut anfühlt.

Übung 2: Legen Sie sich in Rückenlage auf eine Matte, Ihre Beine sind hüftbreit aufgestellt, die Knie zeigen in Richtung Decke. Wölben Sie nun Ihren unteren Rücken etwas nach oben und legen Sie ein Kissen in den entstandenen Hohlraum. Das Gewicht liegt nun eher auf den Schultern. (2) Wenn es für Sie angenehm ist, können Sie das Kissen auch etwas weiter oben am Rücken, auf Höhe der Brustwirbel positionieren, das entlastet ebenfalls den Rücken, dann aber die Beine bitte nicht angewinkelt aufstellen, sondern parallel am Boden ablegen. (3) Halten Sie die Position so lange, wie es sich gut anfühlt.

1

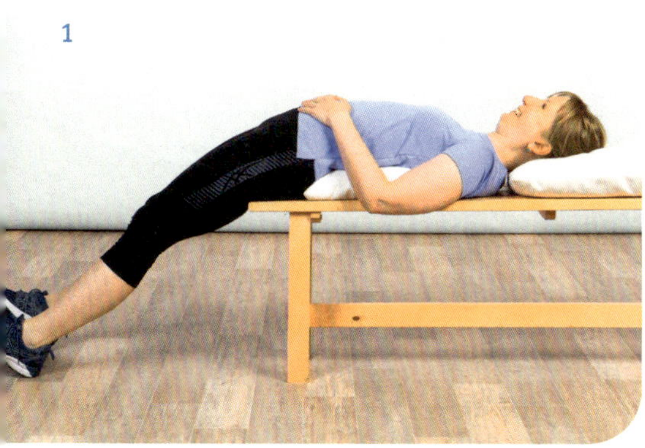

2

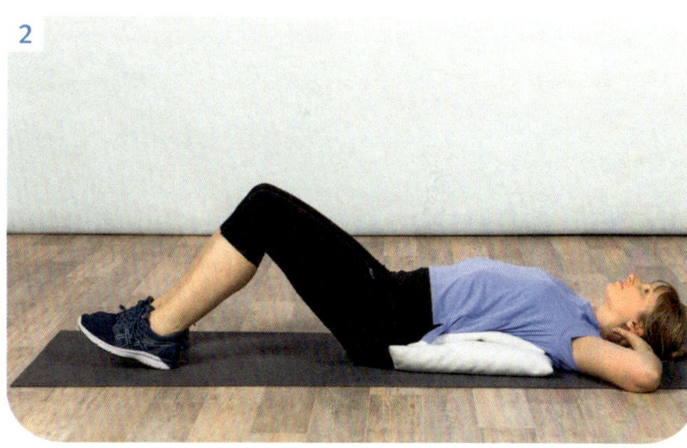

3

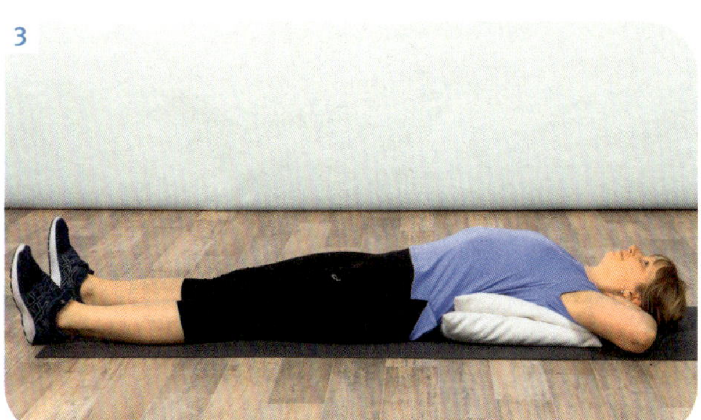

Übungen im Stand

Übung 1: Wenn Ihr Rücken beim nach hinten Beugen bzw. Strecken schmerzt, sollten Sie genau diese Bewegungen immer wieder machen. Stellen Sie sich hin und neigen Sie den Oberkörper sanft nach hinten, immer nur bis zur Schmerzgrenze. Um den Rücken etwas zu entlasten, ist es angenehm, wenn Sie die Hände in die Hüften stemmen. ❶ Führen Sie die Übung gerne mehrmals am Tag mit jeweils 10 Wiederholungen aus.

Übung 2: Des Weiteren können Sie ihre vordere Hüfte und die Oberschenkel dehnen. Stellen Sie sich dafür vor einen Stuhl oder das Sofa und stellen Sie einen Fuß auf die Sitzfläche. Verlagern Sie Ihr Gewicht nun etwas nach vorne, sodass das am Boden stehende Bein gestreckt ist und Sie einen sanften Zug in der Hüft-/Beckenregion verspüren. ❷ Wechseln Sie dann die Seite. Wenn Ihnen die Übung guttut, machen Sie sie gerne mehrmals am Tag. Halten Sie die Positionen bis zu 30 Sekunden und wiederholen Sie das Ganze 2- bis 3-mal.

Übung 3: Ebenfalls hilfreich: Stellen Sie sich seitlich an einen Stuhl und winkeln Sie das vom Stuhl entfernte Bein an. Greifen Sie mit der seitgleichen Hand den Fuß und halten Sie sich gegebenenfalls für einen sichereren Stand mit der anderen Hand am Stuh fest. ❸ Spüren Sie die Dehnung im Oberschenkel. Wechseln Sie dann die Seite. Machen Sie die Übung mehrmals am Tag, halten Sie die Position etwa 30 Sekunden und machen Sie 2–3 Wiederholungen.

1

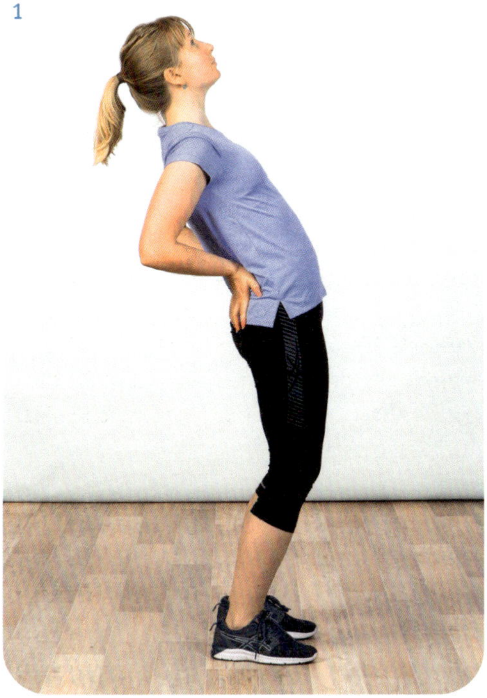

2

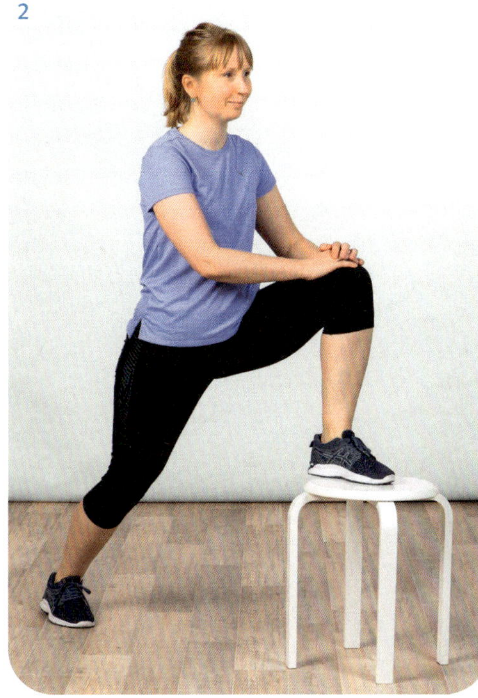

3

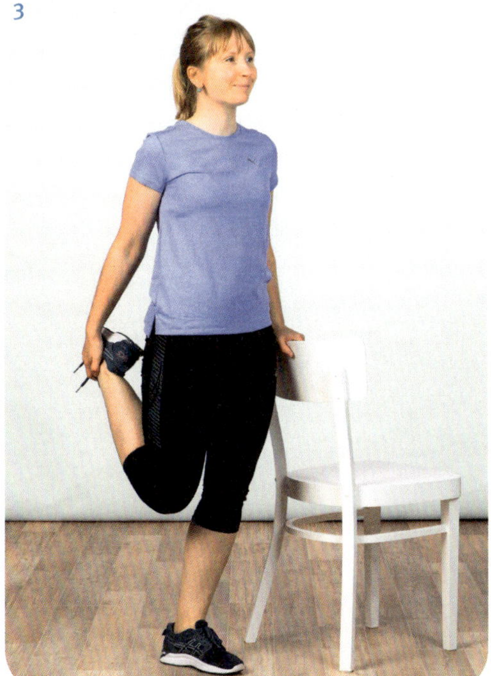

Steifigkeit in Seitneige

Test

Je nachdem, wie steif Ihr Rücken ist, können Sie sich kaum noch zur Seite neigen. Im Normalzustand sollte Ihr Rücken eine schöne Seitneigung aufweisen, wenn Sie sich nach recht neigen, können Sie mit Ihrer rechten Hand das Knie oder gar den Unterschenkel berühren. ❶ Ist Ihr Rücken etwas steif, können Sie sich nicht ganz so weit zur Seite neigen, Ihre Hand berührt eher nur noch den Oberschenkel ❷. Ist der Rücken in der Seitneige eindeutig steif, können Sie sich lediglich in der Hüftregion etwas zur Seite neigen, die Schulter zieht nur leicht nach unten. ❸

1

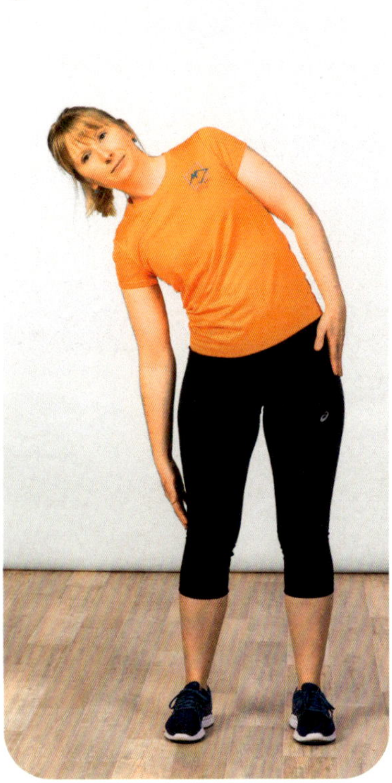

2

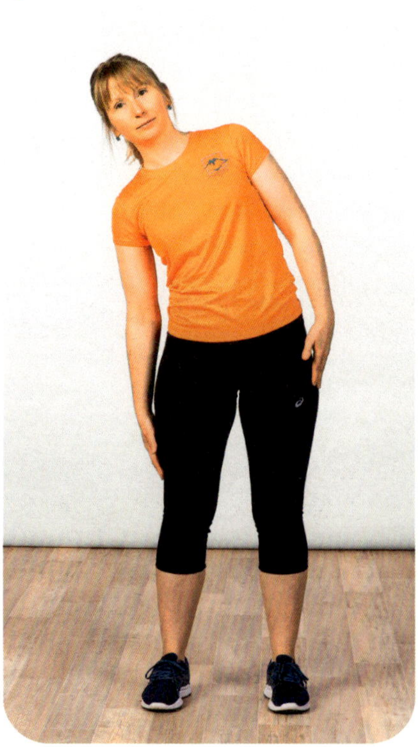

3

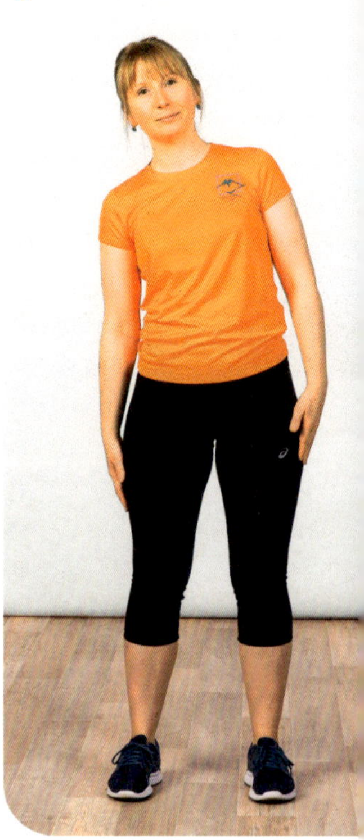

Übungen in Seitlage

Übung 1: Legen Sie sich in Seitlage auf einen Tisch, das Bett oder Sofa und lassen Sie Ihre Beine unterhalb des Knies entspannt über die Kante hängen. ①

Übung 2: Wenn in dieser Position zu viel Dehnung im Rücken entsteht, können Sie die Beine auch angewinkelt zu einer Seite legen (Oberkörper und Oberschenkel bilden einen rechten Winkel, Oberschenkel und Unterschenkel ebenfalls) und den Rücken mehr in Rücklage bewegen, sodass die Schultern auf der Unterlage aufliegen. ② Spüren Sie die Dehnung und lassen Sie die Knie dann zur anderen Seite fallen. Bleiben Sie in der Stellung etwas 10 Sekunden und wiederholen Sie die Übung 2- bis 3-mal.

Übung 3: Eine etwas fortgeschrittenere Übung: In Seitlage winkeln Sie das obere Bein an und greifen den Fuß mit der oberen Hand auf Höhe Ihres Gesäßes. Legen Sie nun den unteren Fuß auf die entstandene Fläche des oberen Knies. Um etwas stabiler zu liegen, ist es hilfreich, den Kopf auf Ihrem unteren Arm abzulegen. ③ Führen Sie die Übung auch zur anderen Seite aus. Versuchen Sie, die Dehnungsposition etwa 30 Sekunden zu halten und machen Sie die Übung 2- bis 3-mal am Tag.

1

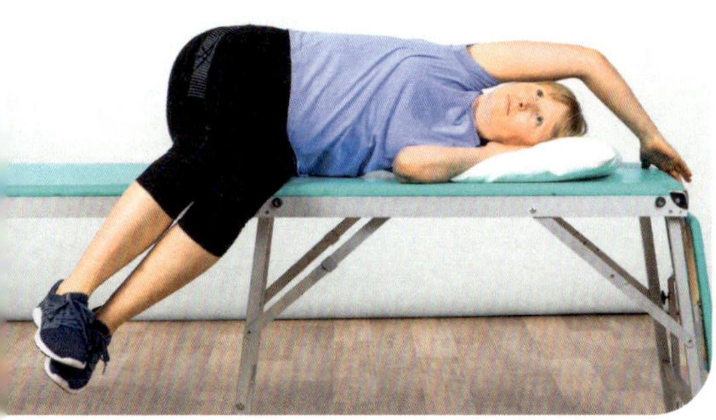

2

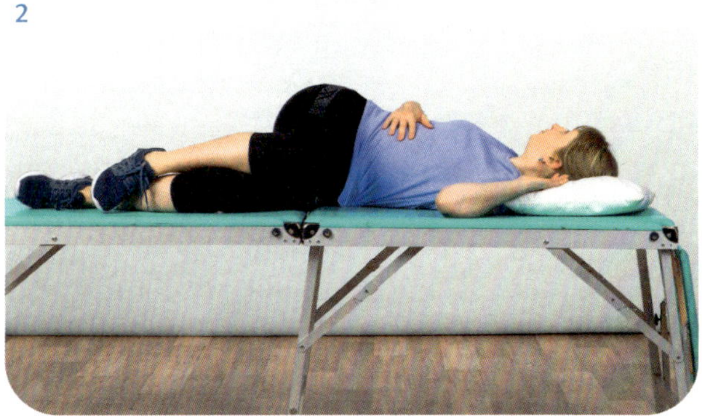

3

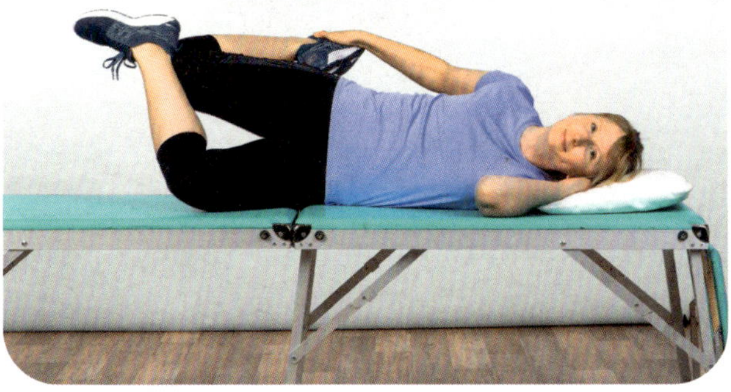

Übungen im Stand

Übung 1: Wenn Ihr Rücken beim Neigen zu einer Seite schmerzt, sollten Sie genau diese Bewegungen immer wieder machen. Stellen Sie sich hin und neigen Sie den Oberkörper sanft zur Seite, immer nur bis zur Schmerzgrenze. ❶ Achten Sie darauf, dass Sie sich aus dem Rücken heraus zur Seite neigen, das Becken bleibt stabil. Neigen Sie sich einige Male im Wechsel zu jeder Seite und spüren Sie die Dehnung.

Übung 2: Ebenfalls im Stand können Sie auch einen Arm diagonal nach oben in die andere Richtung strecken. Wenn Sie sich leicht nach rechts neigen, zieht der linke Arm nach oben rechts, bei der Neigung nach links zieht der rechte Arm nach oben links. ❷ Achten Sie hier darauf, dass Hüfte und Rücken möglichst gerade bleiben und die Bewegung größtenteils von den Armen ausgeht. Wenn Ihnen die Übung guttut, machen Sie sie gerne mehrmals am Tag. Halten Sie die Positionen jeweils 30 Sekunden und machen Sie 2–3 Wiederholungen.

Übung 3: Für eine weitere Übung stellen Sie sich im hüftbreiten Stand hin und legen einen Unterschenkel seitlich angewinkelt auf einen Stuhl oder Hocker. Wenn Sie Ihr rechtes Bein auflegen, neigt sich Ihr Oberkörper nach links, wenn Sie Ihr linkes Bein auflegen entsprechend nach rechts. So bildet die Körperseite mit dem aufgestellten Bein eine Diagonale. ❸ Wenn Ihnen die Übung guttut, machen Sie sie gerne mehrmals am Tag. Halten Sie die Positionen 30 Sekunden und führen Sie die Übung 2- bis 3-mal aus.

Übung 4: Hängen Sie sich an eine Stange im Türrahmen oder eine Sprossenwand und geben Sie Ihr ganzes Gewicht an die Arme ab, das entlastet den gesamten Rücken. Die Füße bleiben am Boden. ❹ Halten Sie die Position so lange, wie es sich gut anfühlt.

1

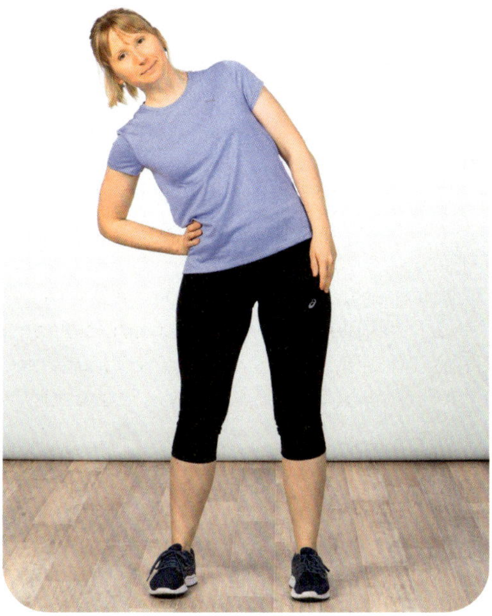

2

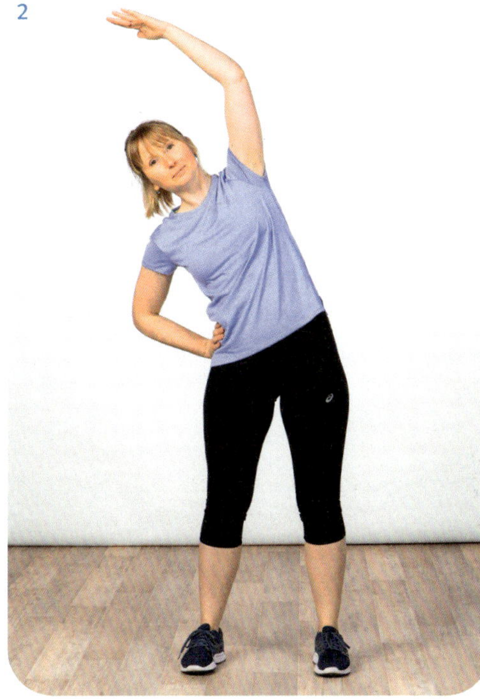

3

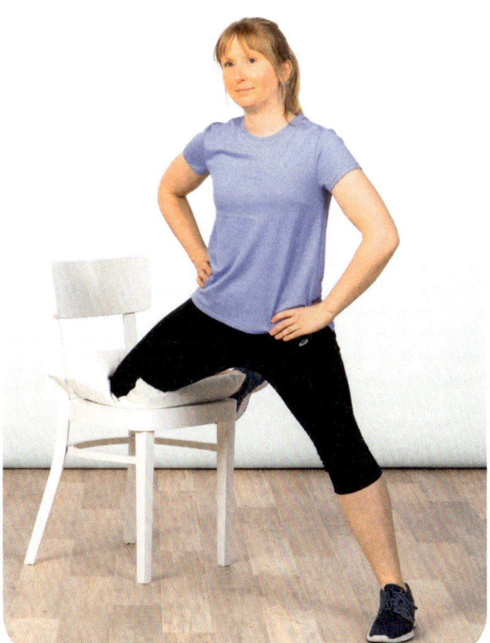

4

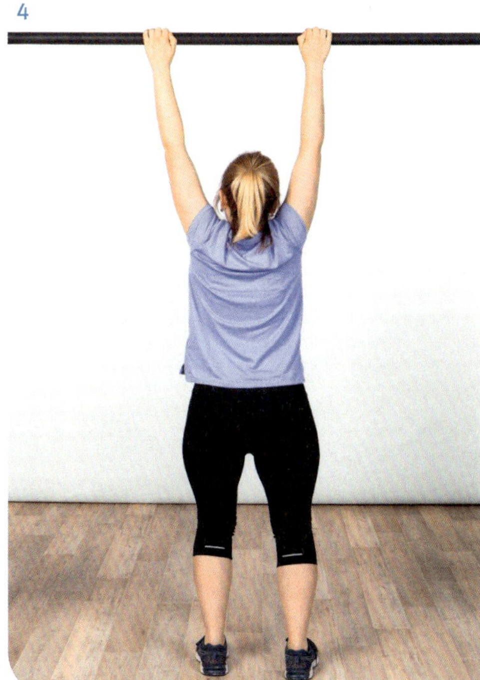

Rückenschmerzen ohne Steifigkeit

Was ist das und woran erkennen Sie Bewegungskontrolldysfunktion im Rücken? Rückenschmerzen bei Bewegungskontrolldysfunktion sind haltungsbedingt. Jeder Mensch hat irgendwann ab und zu haltungsbedingte Schmerzen. Haltungsbedingte Rückenschmerzen sind dann von einer Bewegungskontrolldysfunktion verursacht, wenn Sie selbst die Haltung und Position, die die Beschwerden auslöst, gar nicht erkennen. Wie kann es so weit kommen? Ein Grund ist schlichtweg Gewohnheit: Man sitzt immer krumm, und mit der Zeit merkt man gar nicht mehr, dass man so krumm sitzt. Und wenn der Rücken im Sitzen dann schmerzt, verbindet man die Schmerzen nicht mit der krummen Haltung. Es kann aber auch sein, dass Sie zu einem früheren Zeitpunkt Rückenschmerzen hatten und gewisse Bewegungen vermieden und diese über die Zeit dann sozusagen verlernt haben.

Es klingt vielleicht komisch, aber haltungsbedingte Schmerzen mit Bewegungskontrolldysfunktion haben Sie immer selbst verursacht. Sie verharren in den Haltungen und Positionen, die Schmerzen verursachen, eben weil Sie gar nicht wissen, dass hier die Ursache der Schmerzen liegt. Um das herauszufinden, gibt es ein paar Bewegungstests. Wenn Sie Ihren Rücken bei diesen Tests nicht richtig kontrollieren/steuern bzw. bewegen können, finden Sie heraus, wo das Problem liegt.

Die Beschwerden »Rückenschmerzen ohne Steifigkeit« sind daran zu erkennen, dass der Rücken im Sitzen, Stehen oder Gehen in einer bestimmten Position oder bei einer bestimmten Tätigkeit schmerzt. Die Schmerzen treten jedoch in der Regel nicht bei körperlicher Betätigung auf. Haltungsbedingte Rückenschmerzen strahlen nicht in den Rest des Körpers aus, sondern bleiben im Rücken. Der Schmerz fühlt sich »ermüdend« an, als ob der Rücken nicht stark genug wäre oder kurz vor dem Zusammenbruch stünde. Haltungsänderung und Bewegung helfen, die Schmerzen zu lindern. Haltungsbedingte Rückenschmerzen bessern sich nicht von allein. Da die Schmerzen und Beschwerden relativ gering sind, unternehmen viele jedoch nichts dagegen. Aus diesem Grund leiden viele über Jahre hinweg unter posturalen Rückenschmerzen. Mehr hierzu finden Sie im Kapitel »Posturale (haltungsbedingte) Rückenschmerzen« (S. 109).

Wie lange und wie viele Übungen bei Bewegungskontrolldysfunktion?

Wenn nur eine Bewegungsrichtung betroffen ist, werden die Beschwerden schnell besser, meist innerhalb von 3–4 Wochen. Sind hingegen mehrere Bewegungsrichtungen betroffen, dauert der Genesungsprozess selbstverständlich länger.

Am besten führen Sie die nachfolgenden Übungen täglich für etwa 20 Minuten aus. Die Bewegungskontrollübungen sind koordinativ, machen Sie vorerst also nur etwa 10 Wiederholungen – nicht bis zur Ermüdung und vor allem nicht über die Schmerzgrenze hinaus.

Wenn Sie Ihren Rücken besser kontrollieren können, können Sie auch das Krafttraining steigern: Führen Sie mehrere Wiederholungen aus und verwenden Sie, bei den entsprechenden Übungen, schwerere Gewichte.

Beugehaltungen sind schmerzhaft (im Sitzen)

Wenn Sie Rückenschmerzen bei Beugehaltungen und in gebeugten Positionen verspüren, sind alle längeren Sitzhaltungen schmerzhaft – egal, ob Sie für eine längere Fahrt im Auto sitzen, sich einen Film im Kino anschauen oder eine Weile im Garten harken. Oftmals fällt Ihnen nach diesen Haltungen das Aufstehen schwer und Ihr Rücken zeigt auch in »aufgerichteten« Positionen einen Rundrücken.

Sportliche Aktivitäten, die bei Beugebeschwerden helfen:

- laufen, spazieren, Sprints
- Nordic Walking
- Crosstrainer
- Kräftigungsübungen der Rückenmuskulatur

Test

Im Stand: Beobachten Sie, ob Sie beim Nach-vorne-Beugen den Rücken gerade halten können, oder ob sich der Rücken, meist auf Höhe der Lenden, rundet. 1 und 2 Häufig merkt man selbst gar nicht, dass sich der Rücken rundet, deswegen ist es bei diesem Test hilfreich, wenn Sie Ihre Haltung von einer anderen Person begutachten lassen oder Sie sich vor einen Spiegel stellen.

Im Sitzen: Können Sie im aufrechten Sitz (am besten auf einem Tisch, sodass die Beine zum Boden hängen können) ein Bein mindestens 30° nach oben strecken, oder bildet Ihr Rücken auch hierbei eine Rundung? 3 und 4

Im Vierfüßlerstand: Können Sie Ihr Becken im Vierfüßlerstand nach hinten in Richtung Fersen schieben, ohne einen Rundrücken zu bilden? 5 und 6

Wenn Sie all diese Bewegungen nicht mit gestrecktem Rücken ausführen können, haben Sie eine Bewegungskontrolldysfunktion in die Beugerichtung. Man sagt dazu »flexorische Bewegungskontrolldysfunktion«.

1
Richtig

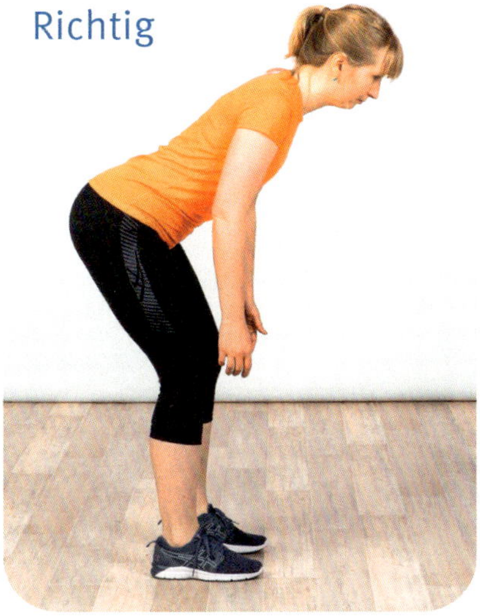

2
Falsch

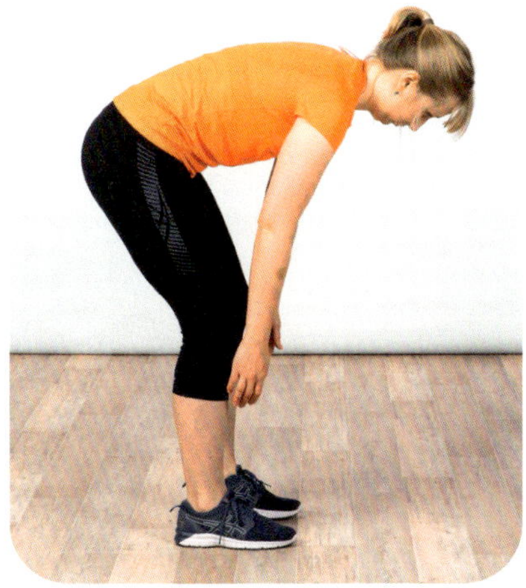

3

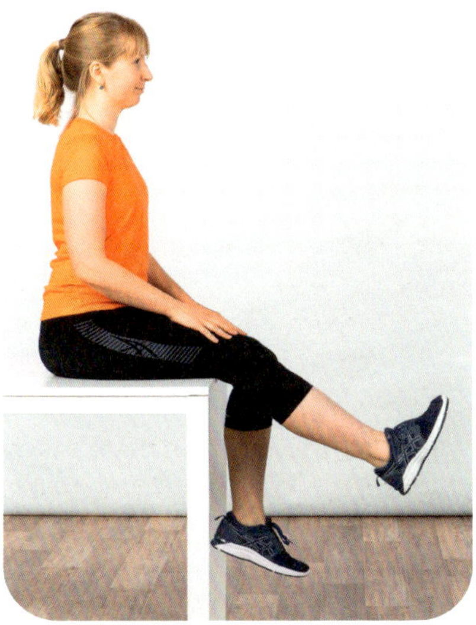

4

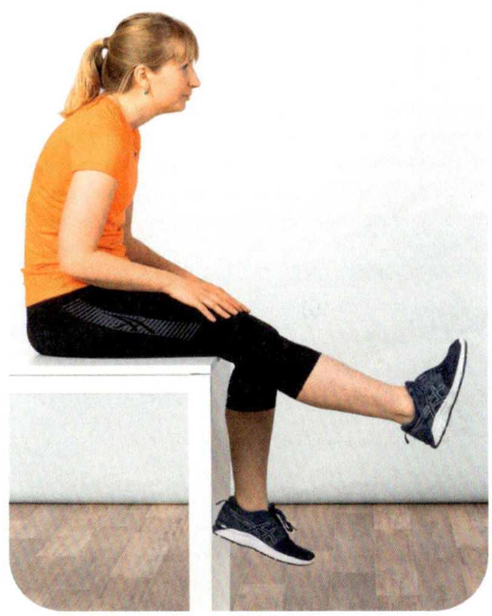

5

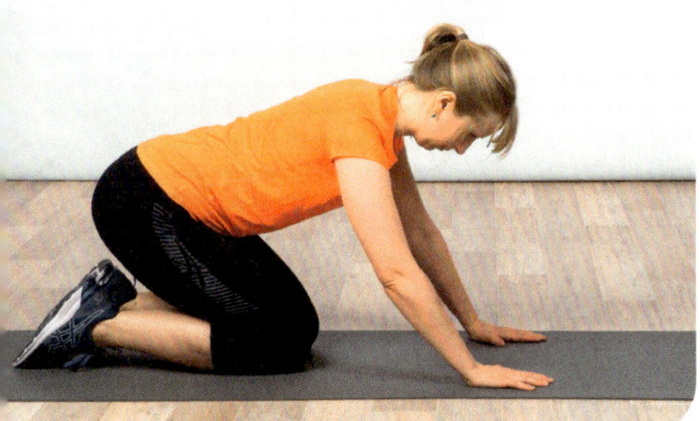

6

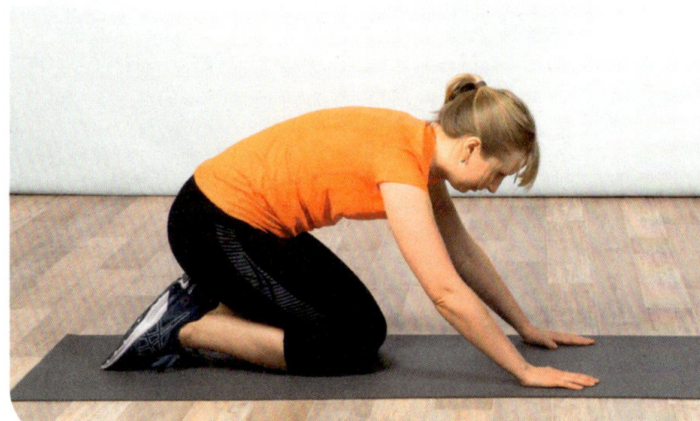

Übungen im Stand

Übung 1: Im aufrechten Stand, Ihre Füße stehen etwa hüftbreit, gehen Sie mit geradem Rücken in eine Kniebeuge. Damit die Bewegung aus der Hüfte erfolgt und Sie Ihre Knie nicht zu weit nach vorne schieben, ist es sinnvoll, diese Übung vor einem »Hindernis« auszuführen. So bleiben die Knie in Position und die Bewegung nach unten erfolgt wie gewünscht aus der Hüfte. ❶ Alternativ können Sie die Kniebeuge auch mit Gewichten ausführen. ❷ Machen Sie 10 Wiederholungen.

Übung 2: Etwas anspruchsvoller ist folgende Übung: Dabei stehen Sie in hüftbreitem Stand und neigen nun Ihren Oberkörper gestreckt möglichst weit nach vorne/unten. Ihre Hände können Sie gerne auf den Oberschenkeln bzw. Knien abstützen. Achten Sie auf einen geraden Rücken und gehen Sie nur so tief, wie Sie keinen Rundrücken bilden. ❸ Machen Sie auch hier 10 Wiederholungen.

Übung 3: Um die hinteren Beinmuskeln zu dehnen, können Sie sich mit etwas Abstand vor einen Stuhl oder Hocker stellen. Legen Sie dann ein Bein gestreckt auf der Sitzfläche ab (die Ferse) und neigen Sie Ihren Oberkörper etwas nach vorne in Richtung des aufgestellten Beins. Achten Sie dabei stets darauf, dass Ihr Rücken gerade bleibt. Spüren Sie die Dehnung für einige Sekunden und wechseln Sie dann die Seite. ❹

1

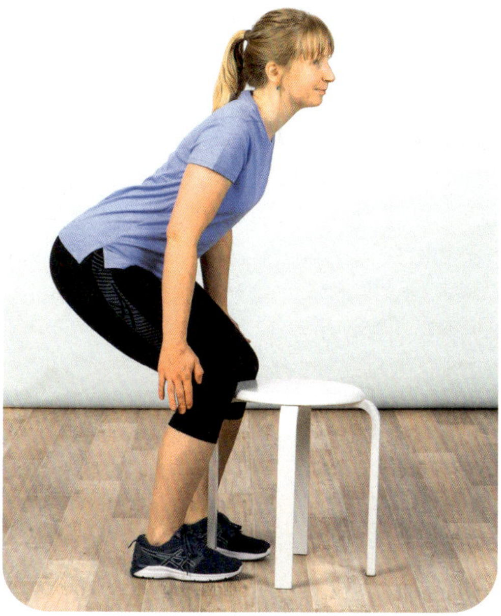

2

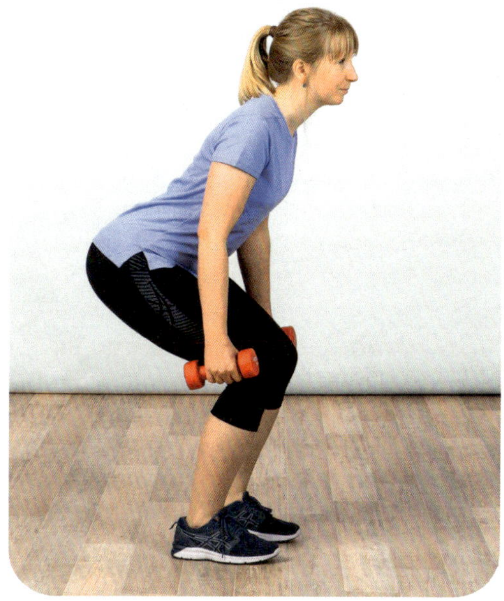

3

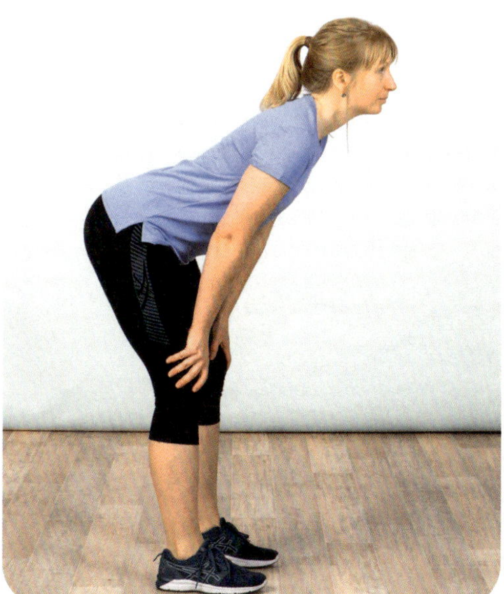

4

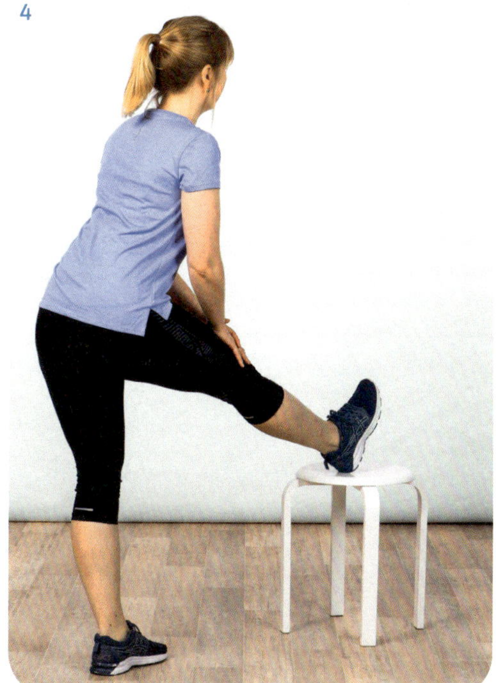

Übungen in Bauchlage

Übung 1: Um die Rückenmuskulatur zu kräftigen, legen Sie sich in Bauchlage auf eine Liege oder einen Tisch. Spannen Sie nun Ihre untere Rückenmuskulatur an, ohne dass Ihr Rücken ein Hohlkreuz bildet. Wichtig ist hier der M. multifidus, den Sie in stehender Position auch sehr gut selbst finden können: Berühren Sie mit den Fingern den unteren Teil des Rückens auf beiden Seiten des 5. Lendenwirbels. Dann machen Sie einen Schritt nach vorne. Die Muskelanspannung, die Sie dabei spüren, ist der M. multifidus. Versuchen Sie nun in Rückenlage, diesen Muskelbereich anzuspannen. (1) Spannen Sie den Bereich gerne einige Male an und entspannen Sie dann wieder.

Übung 2: Im weiteren Schritt legen Sie sich so auf die Liege/den Tisch, dass nur Ihr Oberkörper tatsächlich auf der Fläche liegt. Halten Sie sich gut an der Liege/dem Tisch fest und heben Sie die Beine in die Luft – das erfordert einiges an Kraft im unteren Rücken. Halten Sie diese Position kurz und machen Sie einige Wiederholungen. Wenn Ihnen die Übung guttut, können Sie sie gerne dreimal wöchentlich mit 20 Wiederholungen ausführen. (2)

1

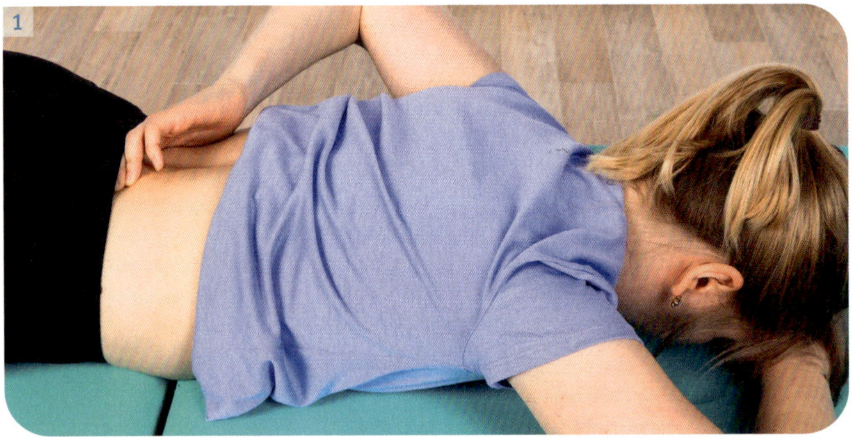

2

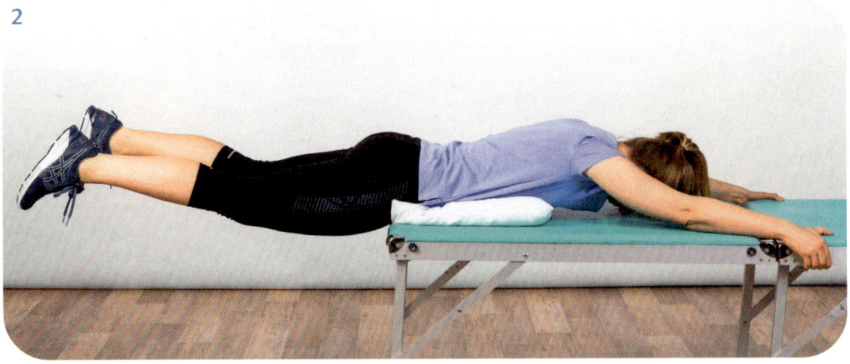

Übungen in Rückenlage

Um die typisch verkürzten Muskeln zu dehnen, lohnen sich ebenfalls ein paar Übungen:

Übung 1: In Rückenlage strecken Sie ein gestrecktes Bein in Richtung Decke. Umgreifen Sie das Bein am besten in der Kniekehle. Das andere Bein bleibt, wie Oberkörper und Kopf, am Boden liegen. ❶ Spüren Sie die Dehnung am Oberschenkel und hinten im Knie, dann auflösen und das andere Bein in Richtung Decke strecken. Halten Sie die Position 30 Sekunden und wiederholen Sie die Übung 2- bis 3-mal.

Übung 2: Ebenfalls in Rückenlage können Sie auch ein Bein angewinkelt in Richtung Brust und dann leicht diagonal zur gegenüberliegenden Seite ziehen. Unterstützen Sie die Bewegung gerne mit Ihren Händen und halten Sie das angewinkelte Bein am Knie, sodass eine leichte Dehnung im Gesäß zu spüren ist. Lösen Sie dann die Dehnung und führen Sie die Bewegung mit dem anderen Bein aus. ❷ Bleiben Sie jeweils 30 Sekunden in der Position, machen Sie 2–3 Wiederholungen und führen Sie die Übung gerne mehrmals am Tag aus.

1

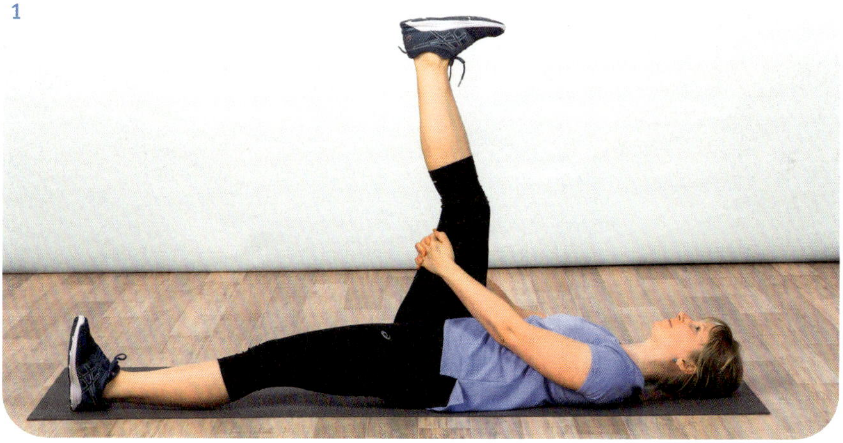

2

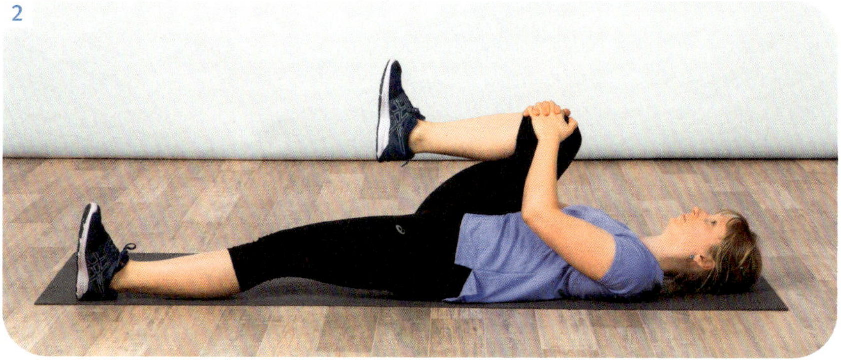

Sportlichere Übungen für Fortgeschrittene

Wenn Sie Ihren Rücken gut kontrollieren und gerade halten können, können Sie die nachfolgenden Übungen ausprobieren.

Übung 1: Gewichte heben: Arbeiten Sie hier entweder mit einer Langhantel oder zwei Kurzhanteln. Legen Sie diese vor sich auf den Boden und beugen Sie sich dann mit geradem Rücken nach vorne, sodass Ihr Rücken parallel zum Boden ausgerichtet ist und Sie die Hantel(n) greifen können. Heben Sie die Hanteln dann möglichst nah am Körper hoch, Ihre Arme bleiben dabei gestreckt, die Bewegung kommt aus der Hüfte. Wenn sich Ihr Rücken krümmt, gehen Sie lieber etwas in die Knie, um an die Hanteln zu gelangen, wichtig ist, dass Ihr Rücken immer gestreckt bleibt. ❶ Wiederholen Sie die Bewegung 10-mal.

Übung 2: Kniebeugen mit Gewichten: Sie stehen im aufrechten Stand, Ihre Füße stehen etwa hüftbreit auseinander. Entweder haben Sie jeweils eine Kurzhantel in der linken und rechten Hand, ❷ oder sie arbeiten mit einer Langhantel, die Sie im Nacken-Schulter-Bereich positionieren. ❸ Gehen Sie nun mit geradem Rücken kontrolliert in eine Kniebeuge und strecken Sie die Beine dann wieder durch. Achten Sie darauf, dass die Bewegung aus der Hüfte kommt und die Knie nicht zu weit nach vorne streben. Wiederholen Sie die Bewegung 10-mal.

Übung 3: Deadlift: Sie stehen schulterbreit vor einer Langhantel, die Knie sind leicht gebeugt. Greifen Sie die Langhantel, Ihre Hände befinden sich rechts und links von den Schienbeinen, die Handflächen zeigen zu Ihnen. Ziehen Sie die Schulterblätter nach hinten unten und strecken Sie den Brustkorb nach vorne. Bringen Sie dann die Langhantel auf Hüfthöhe, indem Sie Ihr Becken nach vorne schieben. ❹ Das Absenken erfolgt, indem Sie Ihr Becken wieder nach hinten in die Ausgangsposition bringen. Die Langhantel bleibt dabei stets nahe an den Beinen, die Knie sind immer leicht gebeugt. Wiederholen Sie auch diese Bewegung 10-mal.

1

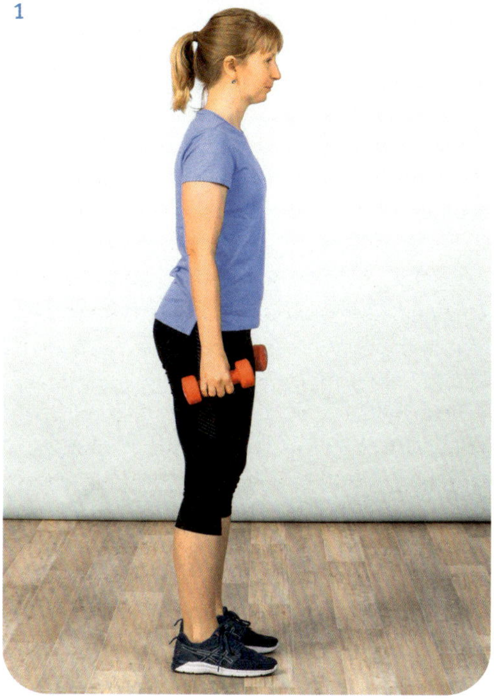

2

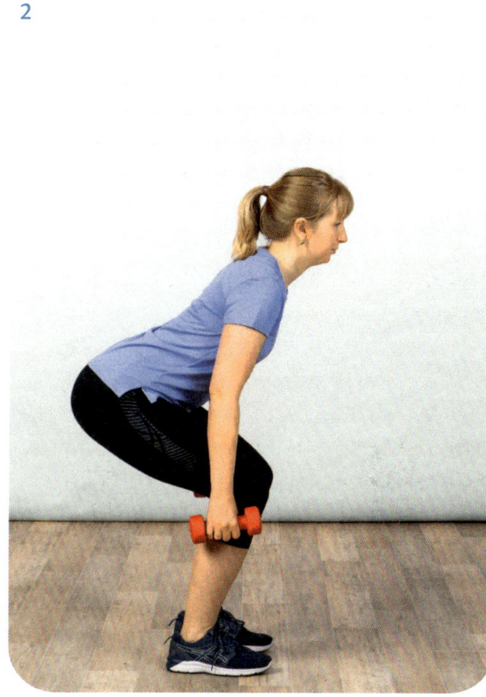

3

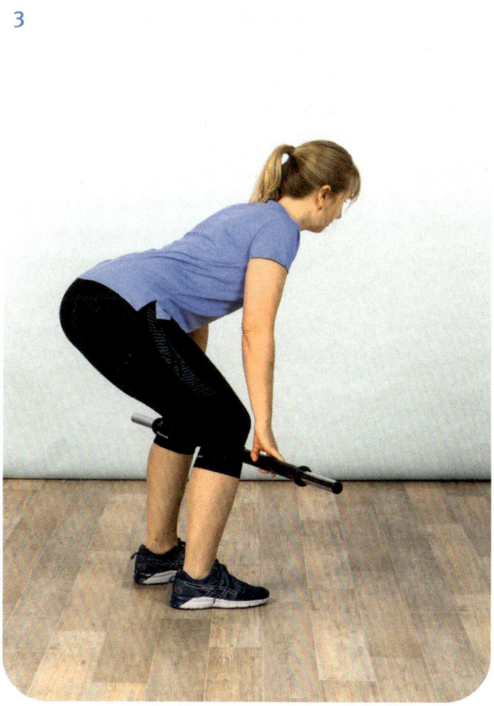

4

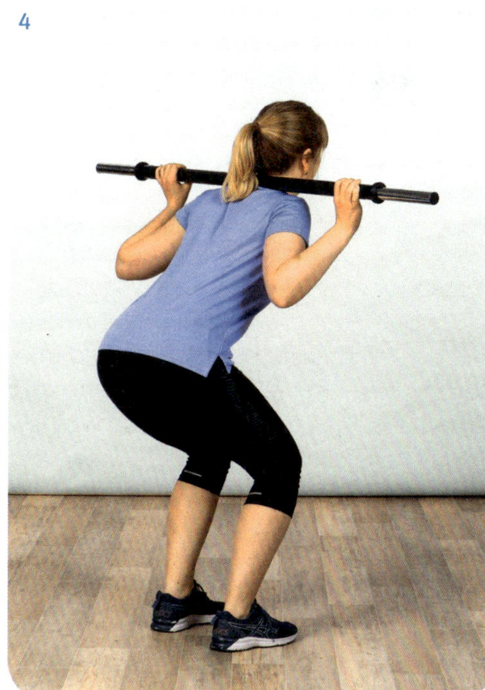

Streckpositionen sind schmerzhaft (im Stehen)

Im Gegensatz zu schmerzhaften Beugebewegungen gibt es auch Schmerzen, die auftreten, wenn Sie sich strecken oder eine Weile aufrecht stehen (bei Konzerten, in der Warteschlange). Die Schmerzen können aber auch auftreten, wenn Sie eine Weile gehen. Oftmals müssen Sie dann immer wieder stehenbleiben, Pausen einlegen und den Rücken durch Beugebewegungen oder Hinsetzen entlasten. Häufig geht dieses Beschwerdebild auch mit einer speziellen Körperhaltung einher: in der stehenden Position ist die Hüfte typischerweise nach vorne geschoben (Swayback-Haltung).

Sportliche Aktivitäten, die bei Streckbeschwerden helfen:

- Fahrrad fahren
- Rudern
- Sportarten, in denen der Rücken eher rund bleibt

Test

Swayback-Test: Am einfachsten können Sie dieses Beschwerdebild »testen«, wenn Sie die Hüfte nach vorne schieben. Sie brauchen lediglich eine Kontrollperson, die Ihnen bei dem Test hilft. Stellen Sie sich dafür aufrecht hin, die Hilfsperson greift nun Ihr Becken von hinten und schiebt es ohne Ankündigung nach vorne. Falls sich die Hüfte leicht nach vorne schieben lässt, ohne dass Sie einen Schritt nach vorne machen müssen, ist der Test für die Bewegungskontrolldysfunktion positiv. 1 Bleiben Ihre Hüfte und Ihr Rücken fest und Sie machen zum Ausgleich einen Schritt nach vorne, sind Rücken und Becken stabil genug. 2

Im Stand: Das Ziel ist, das Becken isoliert nach hinten zu kippen, wobei der Rest des Rückens stabil bleibt. 3 Dabei sollte sich das Becken nicht nach vorne schieben, der Oberkörper sollte sich nicht nach hinten neigen und es sollte kein Hohlkreuz entstehen. 4 Die Bewegung erfolgt mithilfe der Gesäßmuskulatur.

1 Falsch

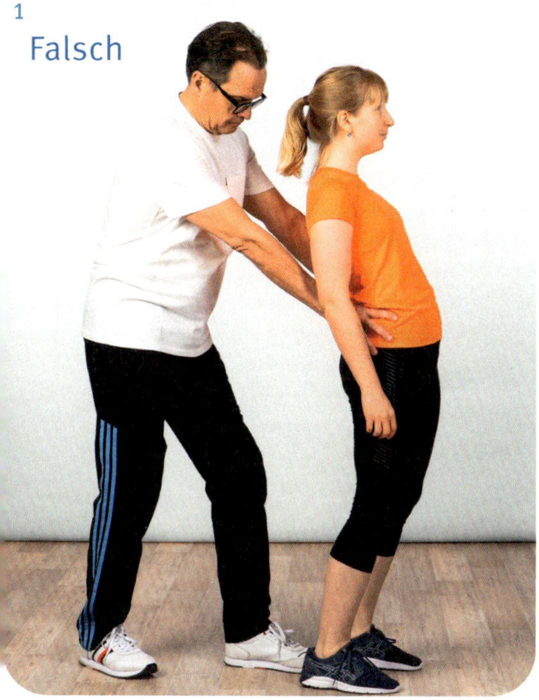

2 Richtig

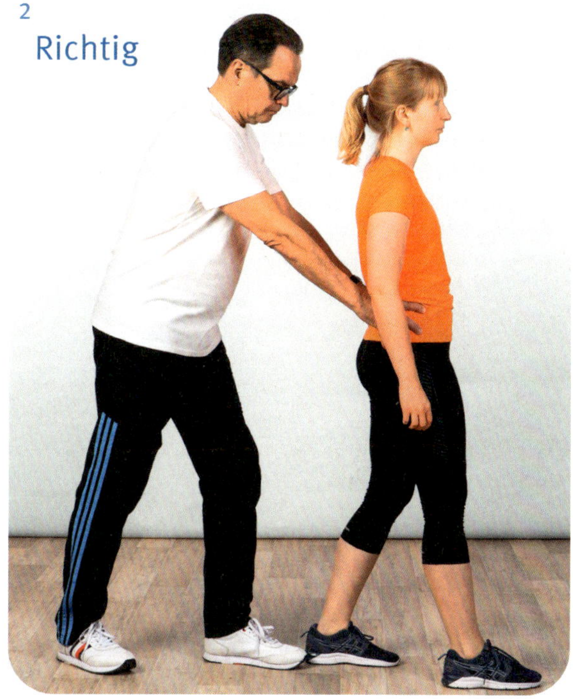

3 Richtig

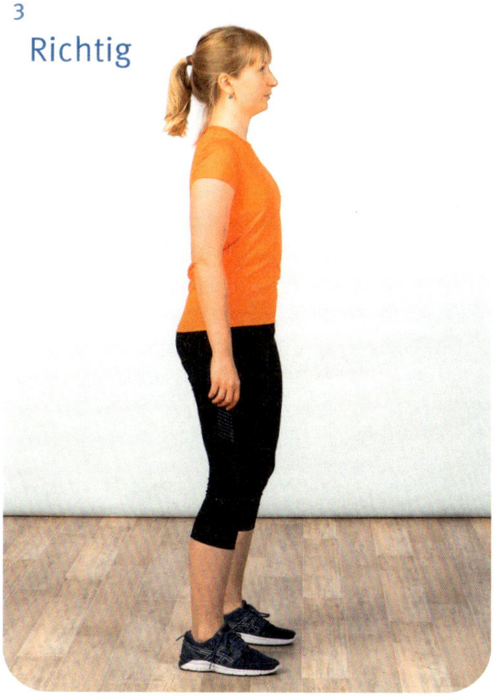

4 Falsch

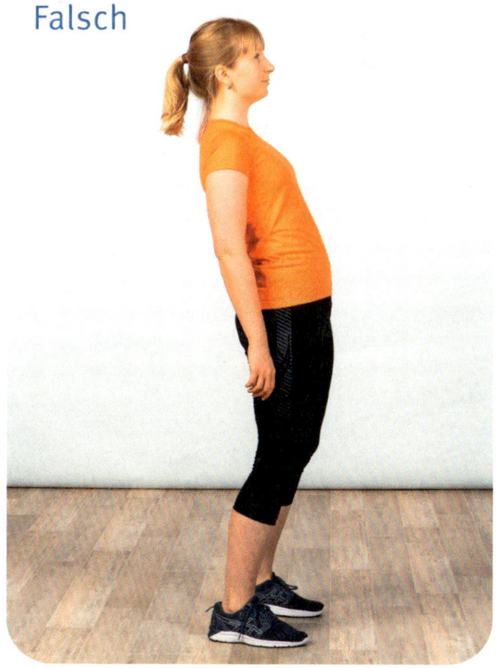

Im Vierfüßlerstand: Sie befinden sich im Vierfüßlerstand, Ihre Arme sind gestreckt. Schieben Sie nun Becken und Oberkörper nach vorne, ohne dass Ihre Rücken ein Hohlkreuz bildet. Im »Normalfall« sollte Ihr Rücken bis zu einem Hüftwinkel von ca. 60° gerade bleiben. 5 und 6

5

Richtig

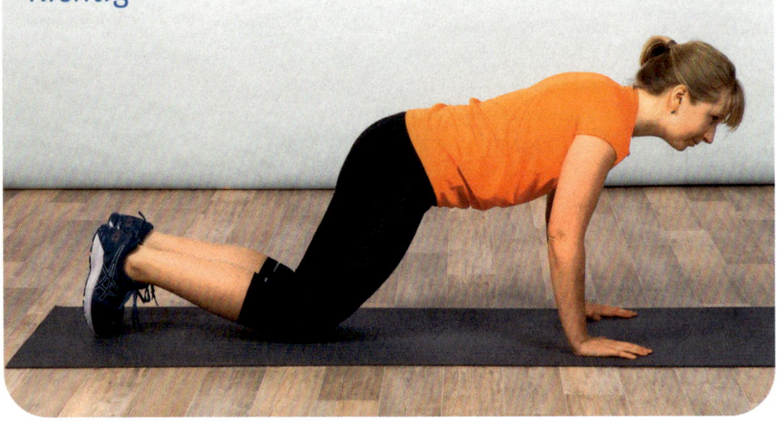

6

Falsch

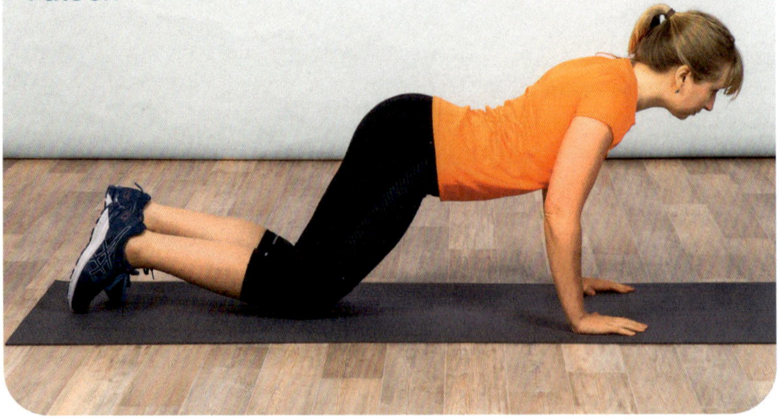

In Bauchlage: Sie liegen mit gestreckten Beinen in Bauchlage. Versuchen Sie nun, jeweils ein Knie bis mindestens 90° zu beugen, ohne dass sich der Rücken bewegt und in ein Hohlkreuz kommt. 7 und 8 Falls Sie das Knie nur bis ca. 60° beugen können, der Rücken sich dabei aber nicht bewegt, handelt es sich wahrscheinlich nicht um Dysfunktion der Bewegungskontrolle, sondern um eine Bewegungsdysfunktion (Verspannung der vorderen Oberschenkelmuskeln).

7

Richtig

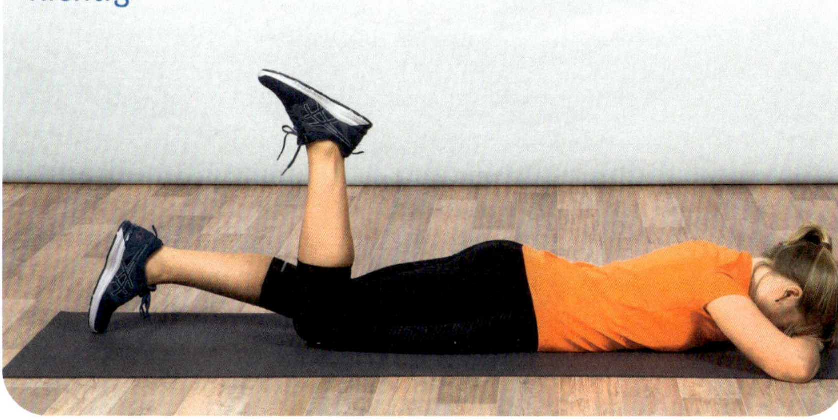

8

Falsch

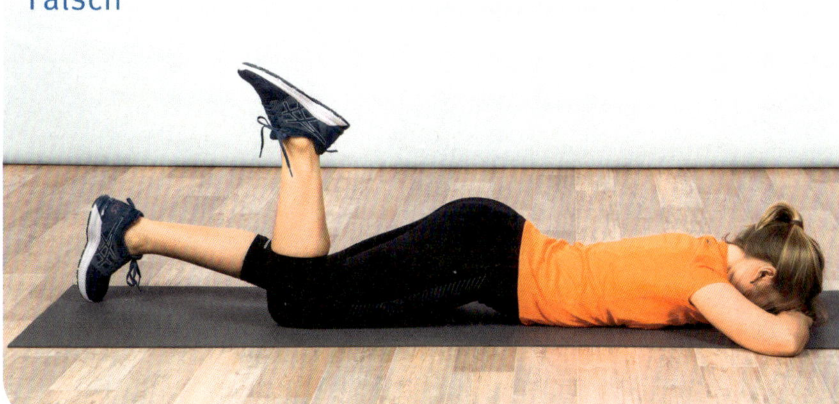

Übungen zur Beckenkippung

Bei allen Übungen geht es in erster Linie darum, dass Sie lernen, Ihr Becken nach hinten zu kippen, ohne in ein Hohlkreuz zu kommen. Diese Bewegung kann in verschiedenen Positionen geübt werden, etwa sitzend, auf der Seite liegend (es sollte kein Hohlkreuz entstehen) ❶ und ❷, in Bauch- (Becken hebt leicht von der Unterlage ab) oder Rückenlage (Becken drückt in die Unterlage) oder auch im Stand (Becken drückt gegen eine Wand) ❸. Kippen Sie in all diesen Positionen Ihr Becken leicht nach hinten, indem Sie mit der Gesäß- und Bauchmuskulatur arbeiten.

1
Falsch

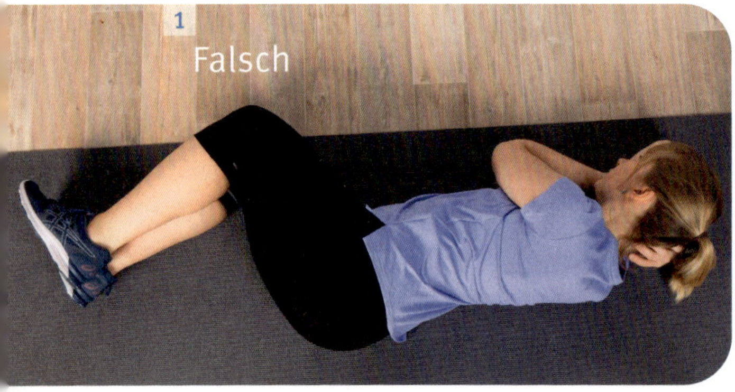

2
Richtig

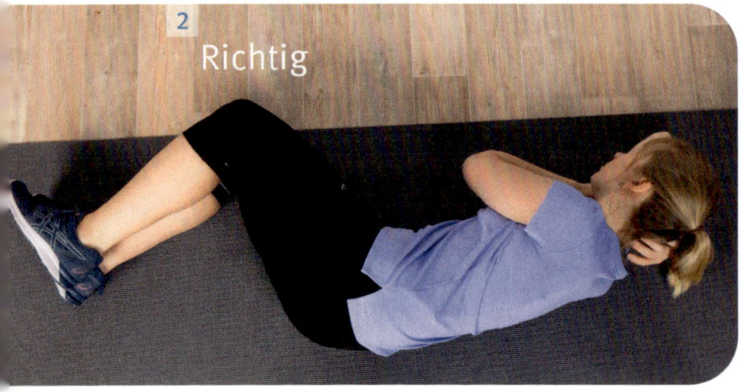

3

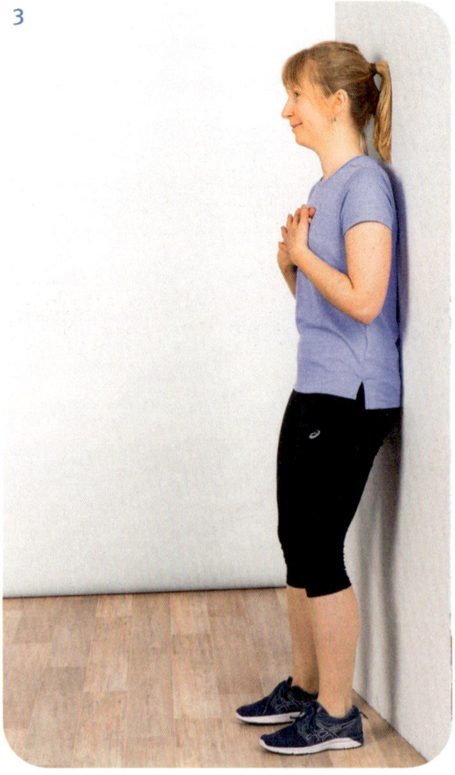

Sportlichere Übungen

Übung 1: Sie befinden sich in Rückenlage, Ihre Beine liegen hüftbreit ausgestreckt am Boden. Heben Sie nun abwechselnd ein Bein im 90°-Winkel an und senken Sie es wieder ab. ❶ Machen Sie 10–30 Wiederholungen, wie es sich für Sie gut anfühlt.

Übung 2: Als Steigerung heben Sie beide Beine gleichzeitig angewinkelt vom Boden ab ❷ und senken sie gestreckt wieder zu Boden. ❸ Achten Sie darauf, dass Sie Ihre Bauchmuskulatur kräftig anspannen und in kein Hohlkreuz kommen, vor allem nicht bei der Abwärtsbewegung der Beine. Führen Sie jede Bewegung mindestens 15-mal aus.

Übung 3: Aus der Bauchlage begeben Sie sich in die Plank-Position und halten diese zunächst für etwa 2 Minuten. Dann heben Sie in dieser Position abwechselnd die gestreckten Beine leicht nach oben. ❹ Ihr Rücken bleibt stabil, die untere Bauchmuskulatur ist angespannt. Wiederholen Sie das Anheben mindestens 30-mal.

1

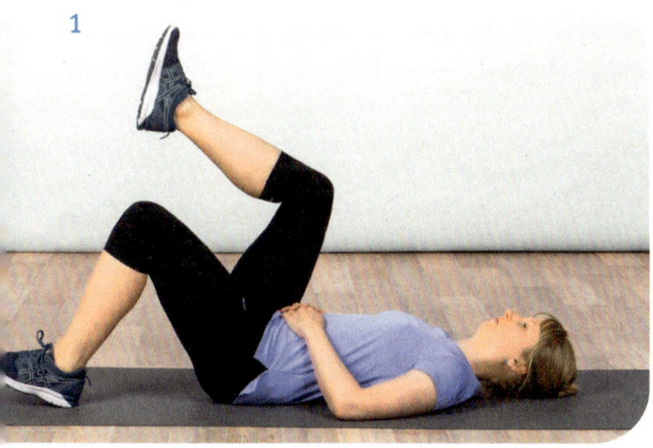

2

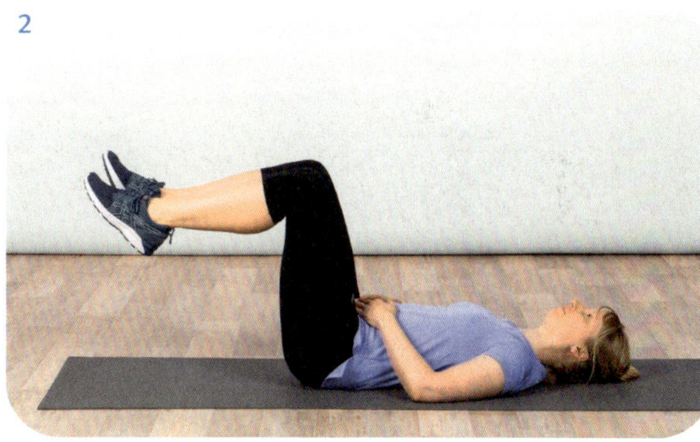

3

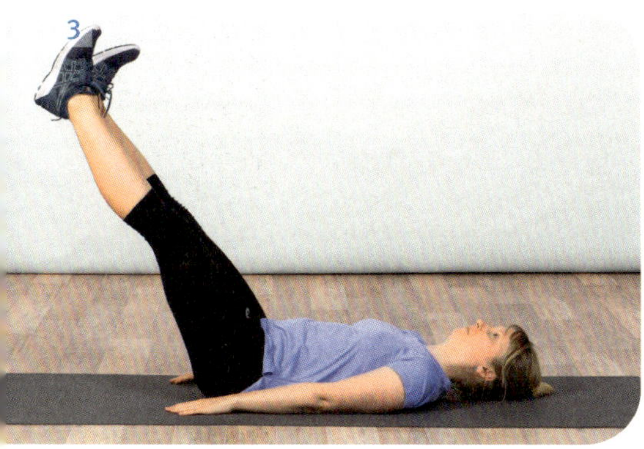

4

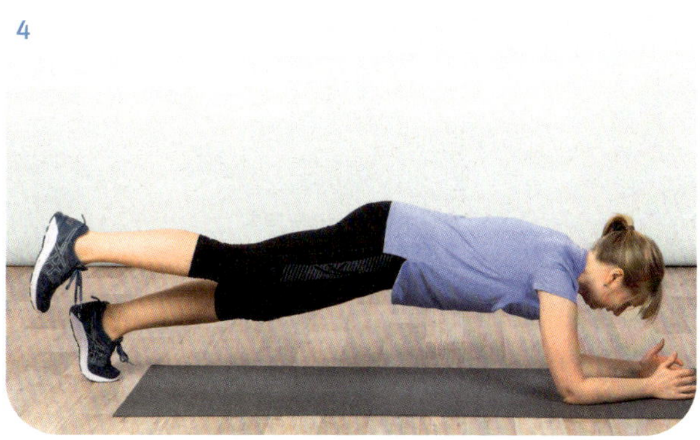

Beckenkippung für Fortgeschrittene

Übung 1: Im Vierfüßlerstand, am besten unterlagert, indem Sie sich über einen Stuhl oder Hocker legen, heben Sie ein Bein rechtwinklig in Richtung Decke. Heben Sie das Bein so weit wie möglich an, ohne dass sich Ihr Rücken mitbewegt. ❶ Führen Sie die Bewegung 10-mal aus und wechseln Sie dann das Bein.

Übung 2: In Bauchlage heben Sie ein Bein gestreckt nach oben, das andere bleibt am Boden liegen. Heben Sie das Bein nur so weit an, wie Ihr Rücken nicht in ein Hohlkreuz kommt. Zur Stabilisierung können Sie gerne auch ein Kissen unter Ihr Becken legen. ❷ Etwas schwieriger wird diese Übung noch, wenn Sie das Bein nicht gestreckt, sondern angewinkelt nach oben heben, Ihr Fuß also in Richtung Decke strebt. ❸ Führen Sie die Bewegung 10-mal aus und wechseln Sie dann das Bein.

Übung 3: Eine weitere Beckenübung ist die Brücke: In Rückenlage stellen Sie Ihre Beine hüftbreit auf und kippen Ihr Becken nach hinten. Dann heben Sie Gesäß und unteren Rücken von der Matte ab. Dabei bleibt das Becken leicht gekippt, damit Ihr Rücken kein Hohlkreuz bildet. ❹ Halten Sie die Position einige Sekunden, legen Sie Gesäß und unteren Rücken dann wieder ab und heben Sie sie erneut an. 10- bis 30-mal wiederholen.

1

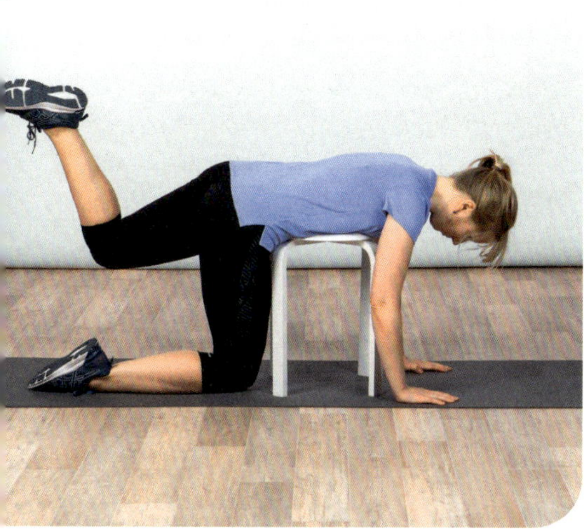

2

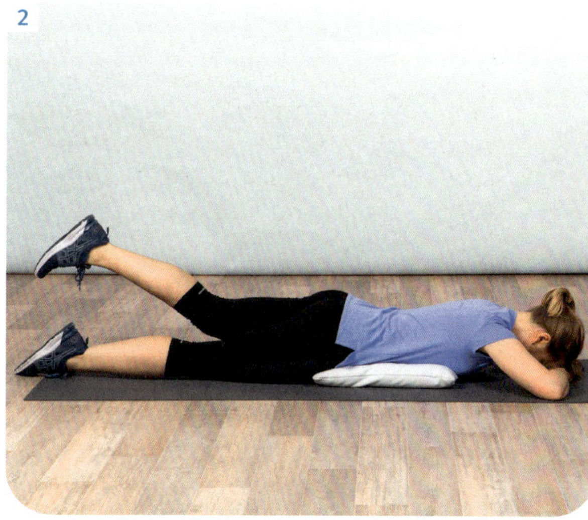

3

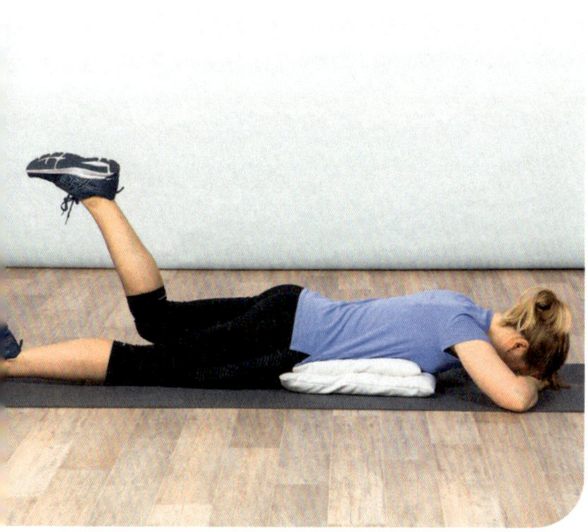

4

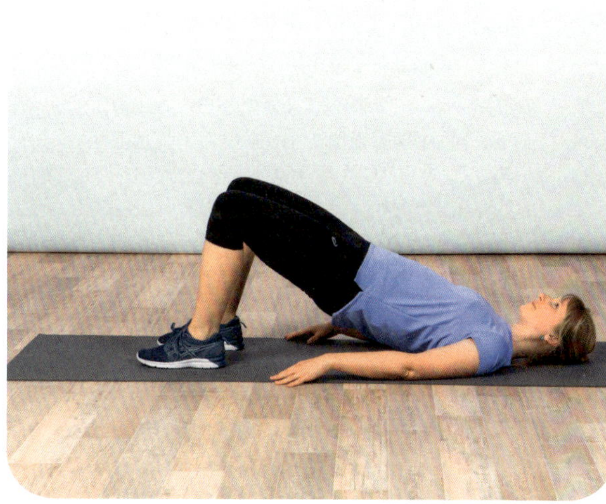

Übungen gegen Hohlkreuz

Übung 1: Im Stand können Sie folgende beide Positionen ausprobieren: Sie stehen hüftbreit und winkeln nun ein Bein an. Greifen Sie dann gerne den angehobenen Fuß am Gesäß mit der gleichseitigen Hand. ❶ Alternativ können Sie im hüftbreiten Stand auch ein Bein angewinkelt vor dem Körper anheben – so weit wie möglich. ❷ Achten Sie bei beiden Positionen darauf, kein Hohlkreuz zu bilden, sondern den Rücken gerade zu lassen. Kippen Sie dafür das Becken aktiv leicht nach hinten. Führen Sie die Bewegung 10-mal aus und wechseln Sie dann das Bein.

Übung 2: Eine nicht ganz einfache Übung ist es, in Bauchlage die nach vorne gestreckten Arme anzuheben, ohne dass der untere Rücken ein Hohlkreuz bildet. Oft hilft es, das Becken aktiv nach hinten zu kippen. Achten Sie auch darauf, dass Ihre Beine fest auf der Matte verankert bleiben. ❸ Senken Sie die Arme nach wenigen Sekunden ab und heben Sie sie dann erneut an. Einige Male wiederholen.

Übung 3: Um die vordere Oberschenkelmuskulatur zu dehnen, können Sie in Seitlage auch ein Bein nach hinten anwinkeln und den Fuß mit der Hand am Gesäß umschließen. Auch hier gilt: Kein Hohlkreuz! ❹ Verweilen Sie in dieser Position, spüren Sie die Dehnung und wechseln Sie dann die Seite.

1

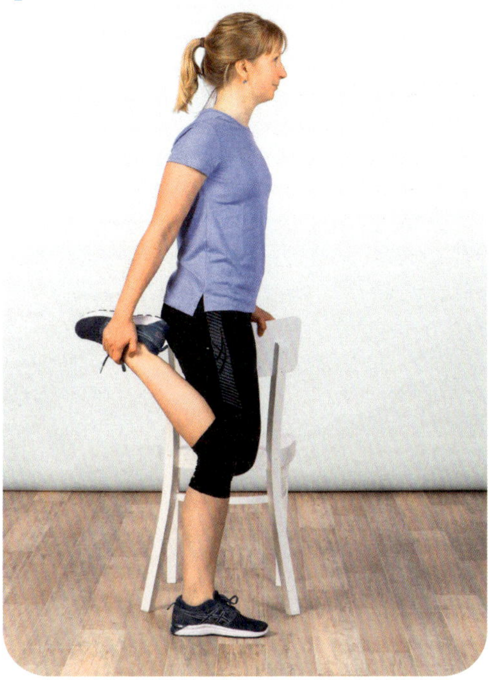

2

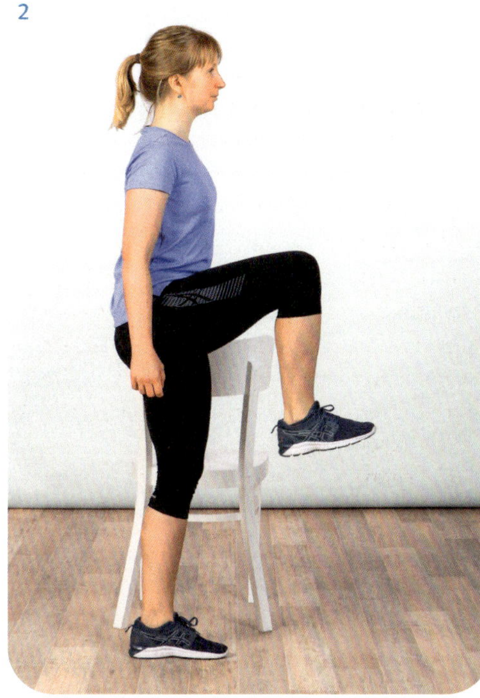

3

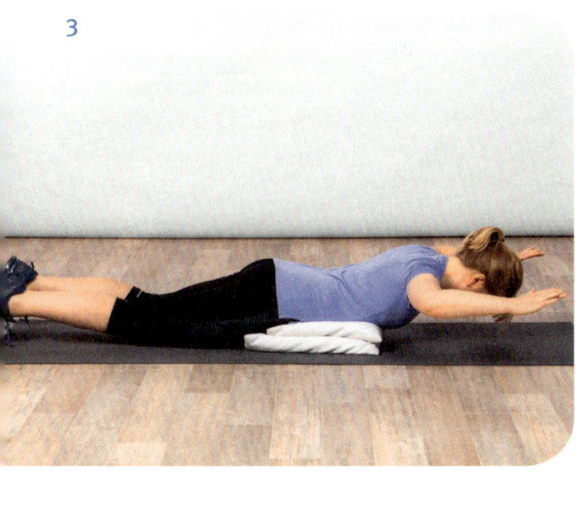

4

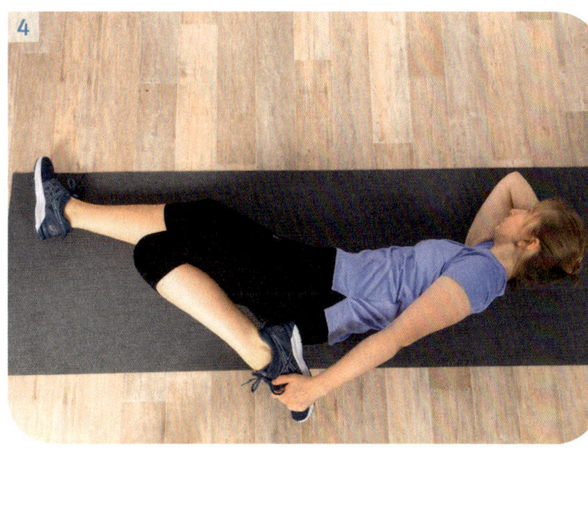

Seitneigungen sind schmerzhaft (Rotationsproblem)

Bei diesem Beschwerdebild ertappen Sie sich selbst vielleicht immer wieder dabei, wie Sie irgendwo angelehnt stehen oder sich mit geneigtem Oberkörper auf einem Tisch oder Tresen abstützen. Oftmals haben Sie, sowohl im Stand als auch beim Sitzen, die Beine übereinandergeschlagen oder gekreuzt. Sie sehen, hier ist ziemlich viel Bewegung im Spiel, der Rücken ist ständig leicht zur einen oder anderen Seite gedreht.

Sportliche Aktivitäten, die bei Seitneigebeschwerden helfen:

- Nordic Walking
- schnelles Laufen
- Crosstrainer

Test

Einbeinstand: Verlagern Sie das Gewicht auf ein Bein, das Becken ist gerade ausgerichtet. ❶ Das Stehen sollte ohne Korrekturen und Wanken erfolgen.

In Bauchlage: Alternativ können Sie in Bauchlage das angewinkelte Bein in Richtung Decke heben, Ihr Fuß zieht also nach oben. ❷ Auch diese Bewegung sollte ohne Bewegung des Beckens erfolgen.

1

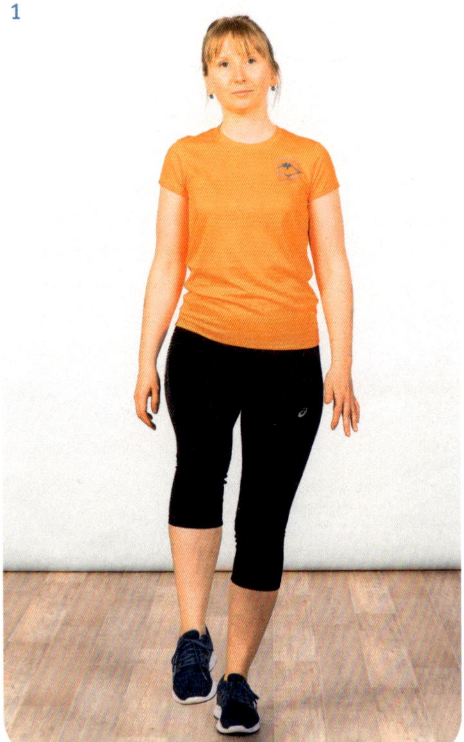

2

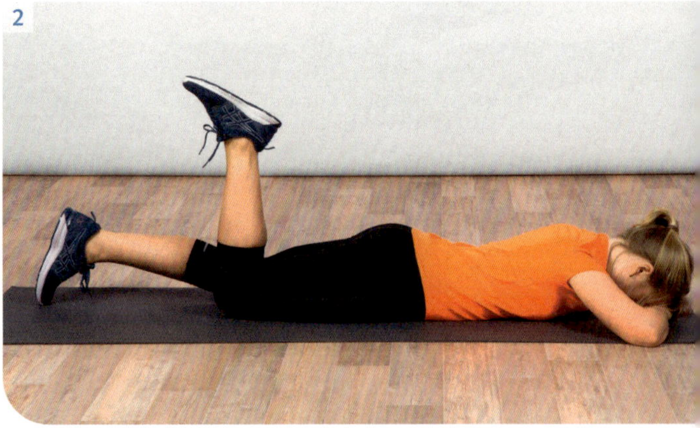

Übung Einbeinstand

Üben Sie den Einbeinstand in allen möglichen Abwandlungen: Stellen Sie sich hüftbreit hin; wenn Sie sich sicher fühlen, heben Sie ein Bein an. Strecken Sie das angewinkelte Bein dann leicht nach hinten und setzen Sie es wieder ab. ❶ Anschließend heben Sie das Bein angewinkelt vor den Körper, sodass sich Ihr Oberschenkel waagerecht zum Boden befindet. ❷ Als Nächstes strecken Sie Ihr Bein zur Seite aus. ❸ Abschließend heben Sie das Bein angewinkelt an und führen es zur Seite nach außen. ❹ Wiederholen Sie jede Bewegung einige Male und wechseln Sie dann das Bein.

1

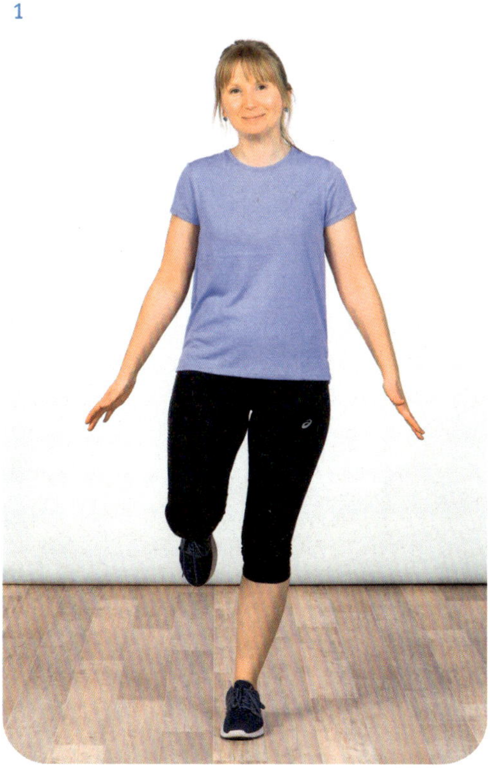

2

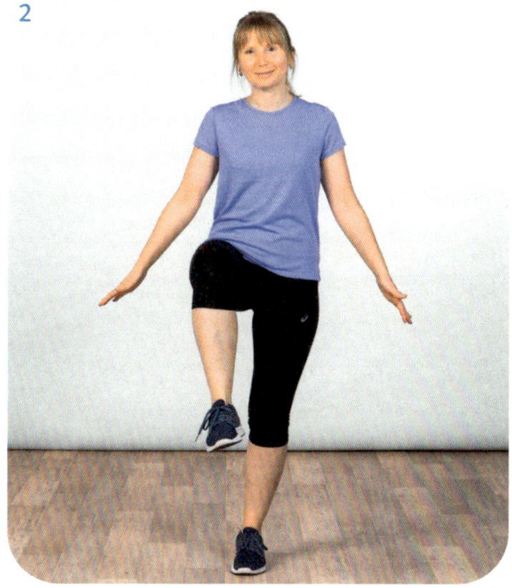

3

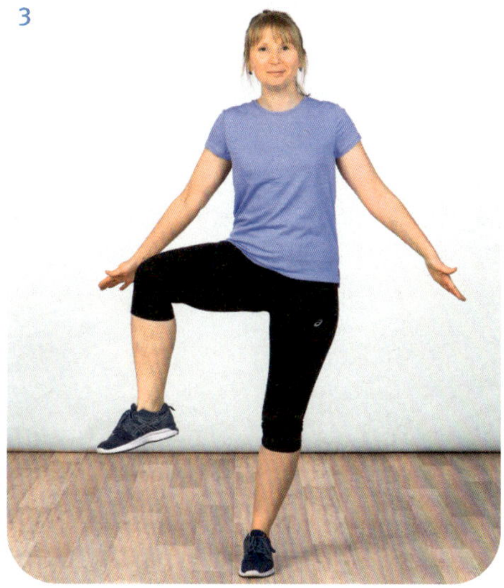

4

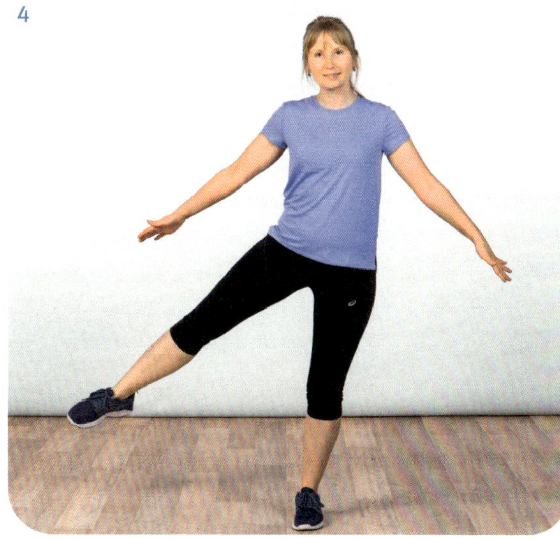

Übungen im Liegen

Übung 1: Weitere Übungen, bei denen Sie auf ein stabiles Becken achten sollten, können Sie in verschiedenen liegenden Positionen ausführen. Begeben Sie sich für die erste Übungen in Rückenlage und stellen Sie die Beine hüftbreit auf. Ihre Arme liegen entspannt neben dem Körper. Lassen Sie dann ein angewinkeltes Bein leicht zur Seite kippen, ohne dass sich das Becken mitbewegt. ❶ Führen Sie diese Bewegung einige Male aus und wechseln Sie dann die Seite.

Übung 2: In Seitlage können Sie Ihren Kopf auf dem unteren Arm ablegen und Ihren Körper mit dem oberen Arm vor dem Oberkörper etwas abstützen. Ihre Beine sind leicht angewinkelt, etwa in einem 45°-Winkel. Heben Sie nun das obere Bein an, wobei Ihre Füße weiterhin aufeinander liegen bleiben. ❷ Auch hier die Beine nur so weit öffnen, wie sich die Hüfte/das Becken nicht mitbewegt. Führen Sie auch diese Bewegung einige Male aus und wechseln Sie dann die Seite.

Übung 3: Und auch in Bauchlage können Sie Ihr Becken kontrollieren. Sie liegen ausgestreckt auf dem Bauch, die Arme liegen entspannt neben Ihrem Körper. Heben Sie nun ein Bein im Knie angewinkelt und leicht schräg nach oben, der Oberschenkel bleibt auf der Matte. ❸ Achten Sie darauf, dass Ihr Becken fest auf der Matte verankert bleibt. Einige Male das Bein heben, dann Seite wechseln.

Übung 4: Eine etwas anspruchsvollere Übung, die mehr Muskelkraft benötigt, ist der seitliche Plank: In Seitlage geben Sie Ihr Gewicht an den rechtwinklig aufgelegten Unterarm ab, heben den gesamten Körper vom Boden ab, die gestreckten Beine liegen aufeinander. ❹ Halten Sie diese Position für etwa 2 Minuten und achten Sie darauf, dass Ihr Becken/Ihre Hüfte nicht in Richtung Boden oder Decke zieht.

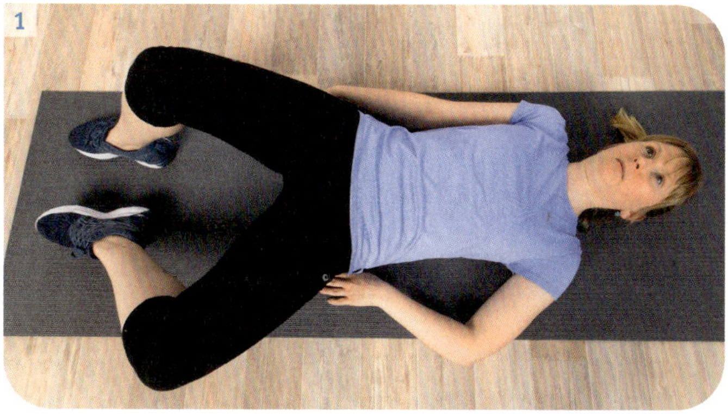

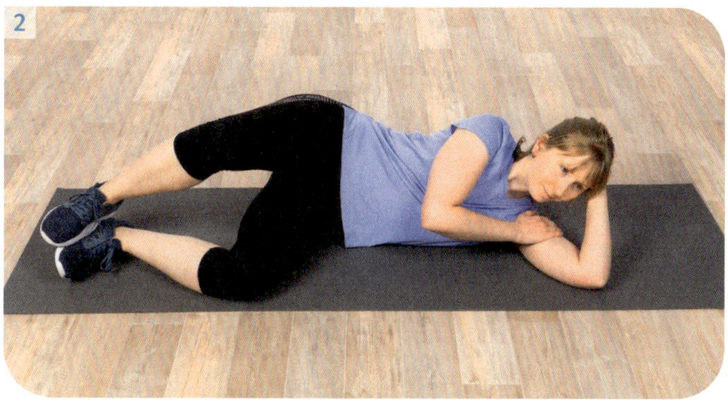

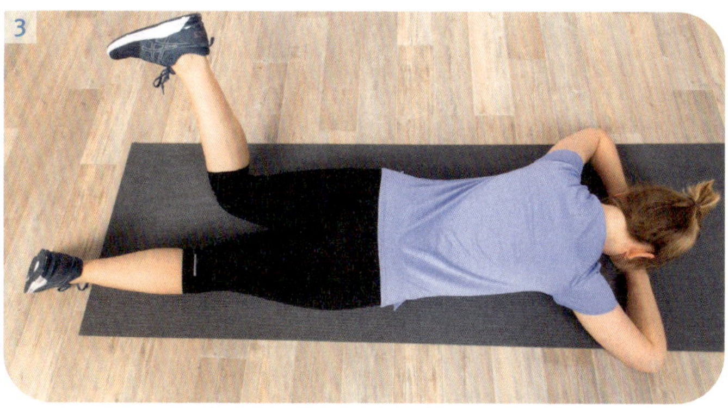

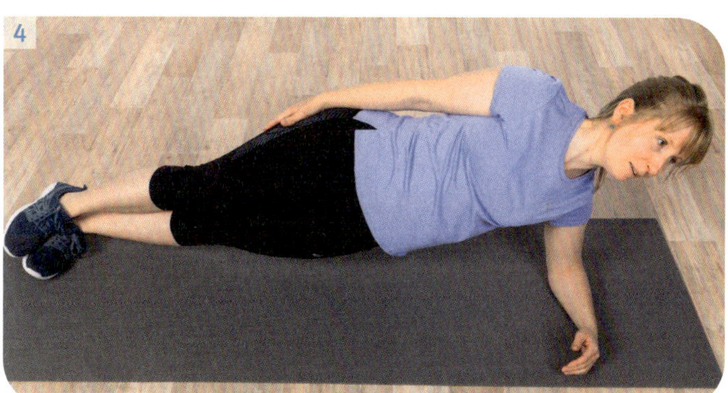

Dehnübungen

Übung 1: Für eine weitere Übung stellen Sie sich im hüftbreiten Stand hin und legen einen Unterschenkel seitlich angewinkelt auf einen Stuhl oder Hocker. Wenn Sie Ihr rechtes Bein auflegen, neigt sich Ihr Oberkörper nach links, wenn Sie Ihr linkes Bein auflegen entsprechend nach rechts. So bildet die Körperseite mit dem aufgestellten Bein eine Diagonale. ❶ Neigen Sie sich einige Male zur einen, danach zur anderen Seite.

Übung 2: Um die vorderen Beinmuskeln und die Beckenregion zu dehnen, können Sie sich mit etwas Abstand vor einen Stuhl oder Hocker stellen. Stellen Sie dann einen Fuß auf der Sitzfläche ab, das angewinkelte Bein sollte mindestens im 90°-Winkel sein, gerne auch spitzer in Richtung Decke zeigen. Achten Sie dabei stets darauf, dass Ihr Rücken gerade bleibt. Verlagern Sie Ihr Gewicht dann ein bisschen auf das angewinkelte Bein und spüren Sie die Dehnung. Wechseln Sie dann die Seite. ❷

Übung 3: Ebenfalls im Stand können Sie auch einen Arm diagonal nach oben in die andere Richtung strecken. Wenn Sie sich leicht nach rechts neigen, zieht der linke Arm nach oben rechts, bei der Neigung nach links zieht der rechte Arm nach oben links. ❸ Achten Sie hier darauf, dass Hüfte und Rücken möglichst gerade bleiben und die Bewegung größtenteils von den Armen ausgeht. Neigen Sie sich auch hier einige Male zur einen, danach zur anderen Seite.

Übung 4: Eine etwas fortgeschrittenere Übung: In Seitlage winkeln Sie das obere Bein an und greifen den Fuß mit der oberen Hand auf Höhe Ihres Gesäßes. Legen Sie nun den unteren Fuß auf die entstandene Fläche des oberen Knies. Um etwas stabiler zu liegen, ist es hilfreich, den Kopf auf Ihrem unteren Arm abzulegen. ❹ Führen Sie die Übung auch zur anderen Seite aus.

1

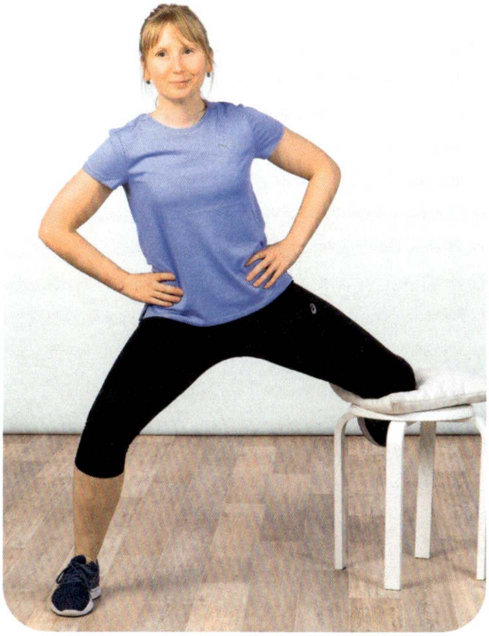

2

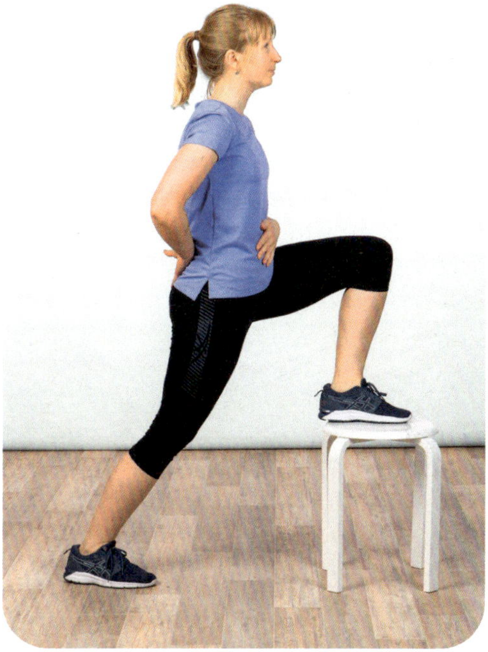

3

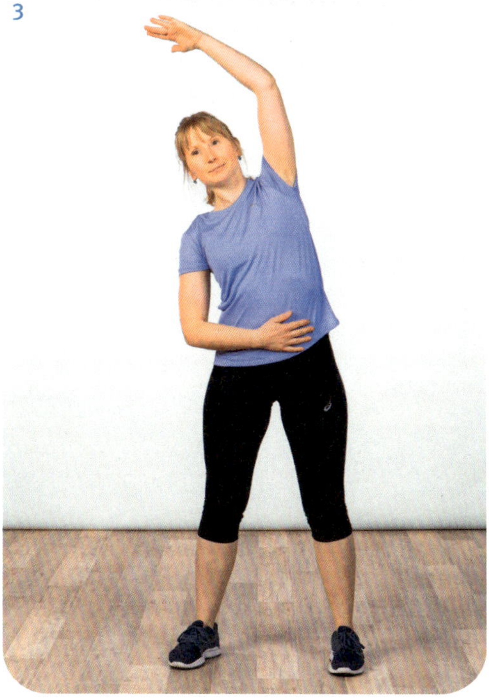

4

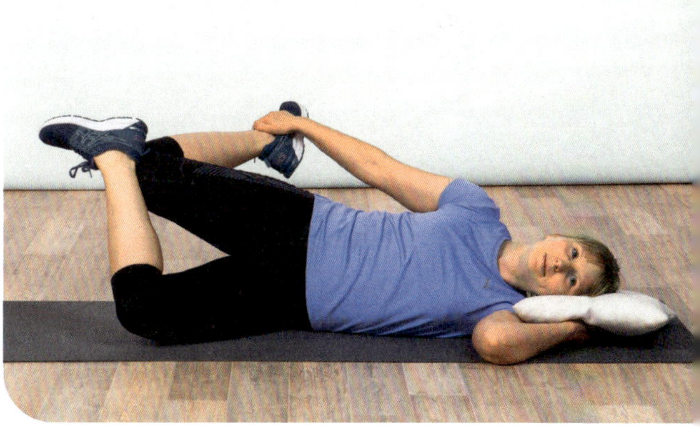

Sportlichere Übungen

Übung 1: Aus der Bauchlage begeben Sie sich in die Plank-Position und halten diese zunächst für etwa 2 Minuten. Dann heben Sie in dieser Position abwechselnd die gestreckten Beine leicht nach oben. 1 Ihr Rücken bleibt stabil, die untere Bauchmuskulatur ist angespannt. Wiederholen Sie das Anheben mindestens 30-mal.

Übung 2: Begeben Sie sich in die seitliche Plank-Position: In Seitlage geben Sie Ihr Gewicht an den rechtwinklig aufgelegten Unterarm ab, heben den gesamten Körper vom Boden ab, die gestreckten Beine liegen aufeinander. 2 Halten Sie auch diese Position für etwa 2 Minuten. Heben Sie dann das obere Bein maximal an. Führen Sie die Bewegungen mindesten 15-mal aus, wechseln Sie dann die Seite.

1

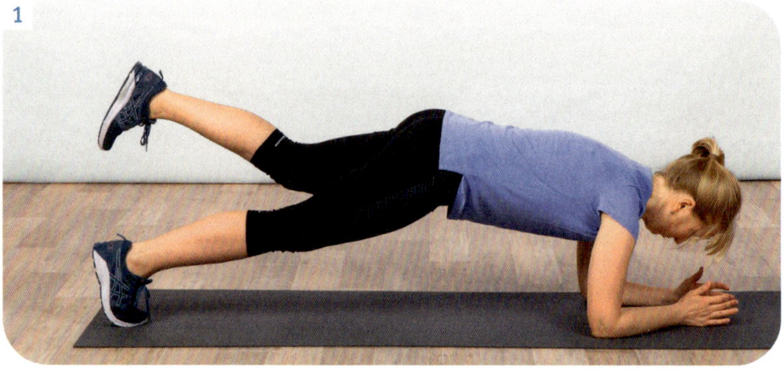

2

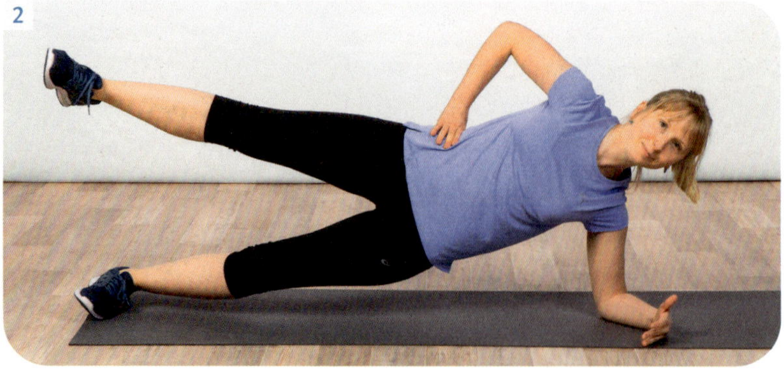

Überaktive Rückenmuskulatur

Viele von uns finden sich immer wieder in gekrümmten und gebeugten Sitzhaltungen, merken, dass sie die Schultern hochziehen und auch beim Gehen eine eher krumme oder schiefe Haltung haben. Stellt man das fest, setzt man sich meist gleich bewusster und aufrechter hin, strafft die Schulter, streckt den Brustkorb nach vorne oben und richtet seinen Körper aufrecht aus. Es gibt aber auch Menschen, die pedantisch aufrecht stehen und gehen. Ihr Körper ist dadurch unter Dauerspannung und kennt entspannendes Rumhängen auf dem Sofa gar nicht. Dabei sind auch liegende und sitzende Positionen, in denen der Rücken gedreht und gedehnt wird, unglaublich wichtig. Oftmals tritt die überaktive und überspannte Rückenmuskulatur auch bei Gymnastik- oder Leichtathletiksportlern auf, die diese aufgerichtete Haltung gelernt und vollkommen in ihren Alltag integriert haben.

Hier ist es wichtig, dass Sie lernen, die Muskulatur wieder zu entspannen und locker zu lassen. Hilfreich sind hierfür Entspannungsübungen, die die Zwerchfellatmung im Fokus haben, Krafttraining ist eher weniger geeignet.

1

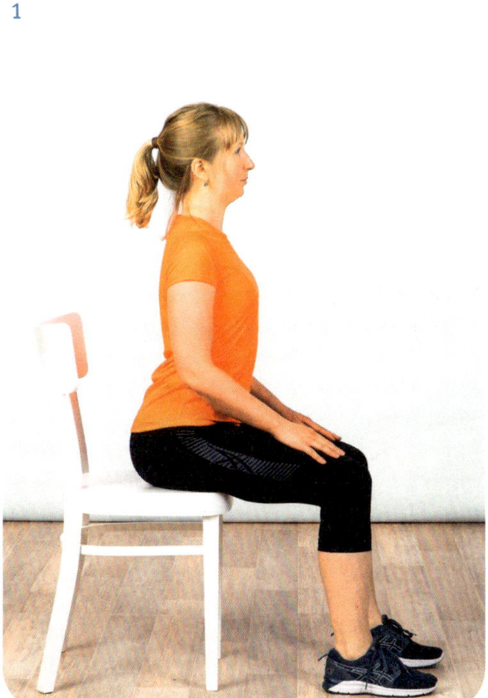

Extrem aufgerichtete Sitzhaltung.

2

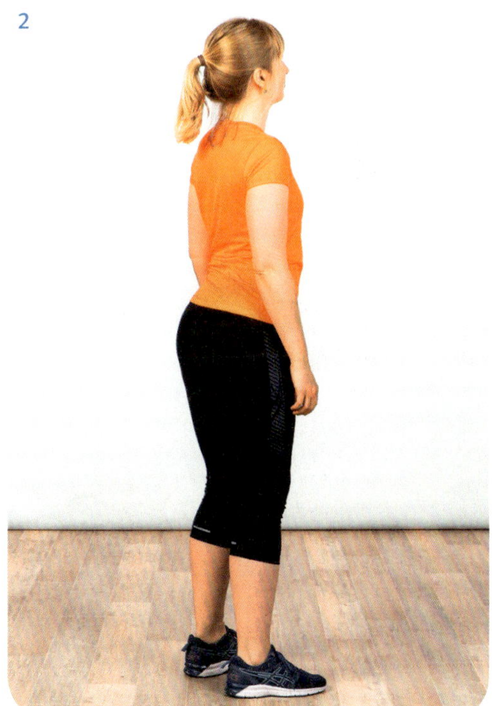

Extrem aufgerichtete Haltung im Stand.

Zwerchfellübungen

Übung 1: Um die Zwerchfellatmung überhaupt wahrzunehmen, können Sie sich zunächst ganz entspannt auf einen Stuhl setzen. Am besten lehnen Sie sich an der Rückenlehne an, Ihr gesamter Körper ist entspannt. Legen Sie nun eine Hand auf Ihren Bauch/die Zwerchfellregion und spüren Sie, wie er sich bei der Ein- und Ausatmung hebt und senkt. ❶ Genießen Sie den Moment der Ruhe, so lange es Ihnen guttut.

Übung 2: Eine weitere gute Übung für diese Atmung ist die seitliche Drehposition: Legen Sie sich in Rückenlage auf eine Matte, Liege oder Ihr Bett. Winkeln Sie dann beide Beine an und legen Sie diese in einem 90° Winkel zu einer Seite. Dadurch löst sich die gegenüberliegende Schulter etwas von der Unterlage. Wenn Sie Ihre Beine angewinkelt links ablegen, löst sich die rechte Schulter, wenn Sie die Beine rechts ablegen, entsprechend die linke Schulter. Ihr Körper liegt sozusagen ein bisschen zwischen Rücken- und Seitlage. ❷ Bleiben Sie in dieser Position ganz entspannt liegen und atmen Sie tief in das Zwerchfell ein und aus, gerne können Sie auch eine Hand auf Ihren Bauch legen und so die Bewegung spüren. Durch die Drehung des Körpers können sich Brustkorb und Brustbein in dieser Position nicht bewegen, was wiederum das Zwerchfell zum Atmen »zwingt«.

Übung 3: Eine ebenso gute Übung ist der »Kutschersitz«. Hier sitzen Sie entspannt und etwas breitbeinig auf der vorderen Hälfte eines Stuhls, die Beine sind rechtwinklig aufgestellt, die Füße fest am Boden verankert. Nun beugen Sie den Oberkörper entspannt nach vorne, Ihre Unterarme liegen entspannt auf den Knien oder einer Tischfläche. Der Rücken ist in der Position eines Katzenbuckels, also leicht gerundet und nicht verkrampft. Der Brustkorb wird vom Gewicht der Schultern entlastet. Durch die Dehnung des Brustkorbs wird die Atemfläche vergrößert, was ein tiefes Einatmen ermöglicht. ❸

1

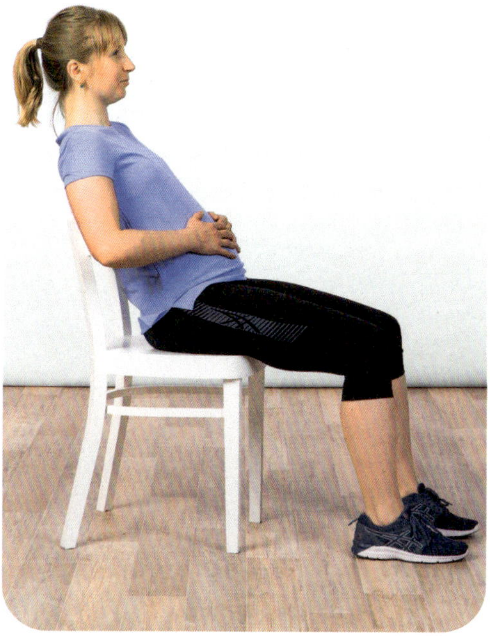

3

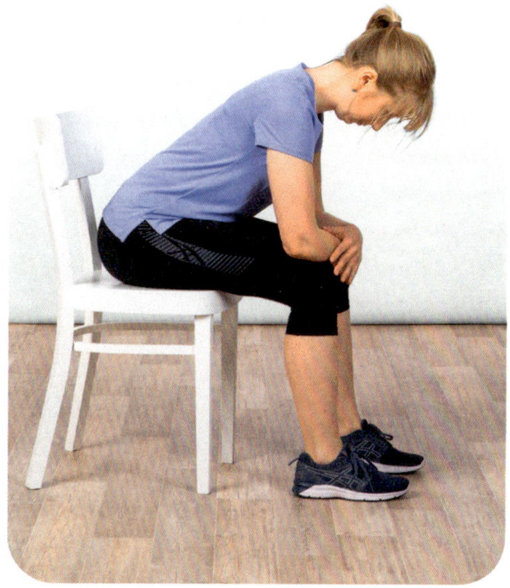

2

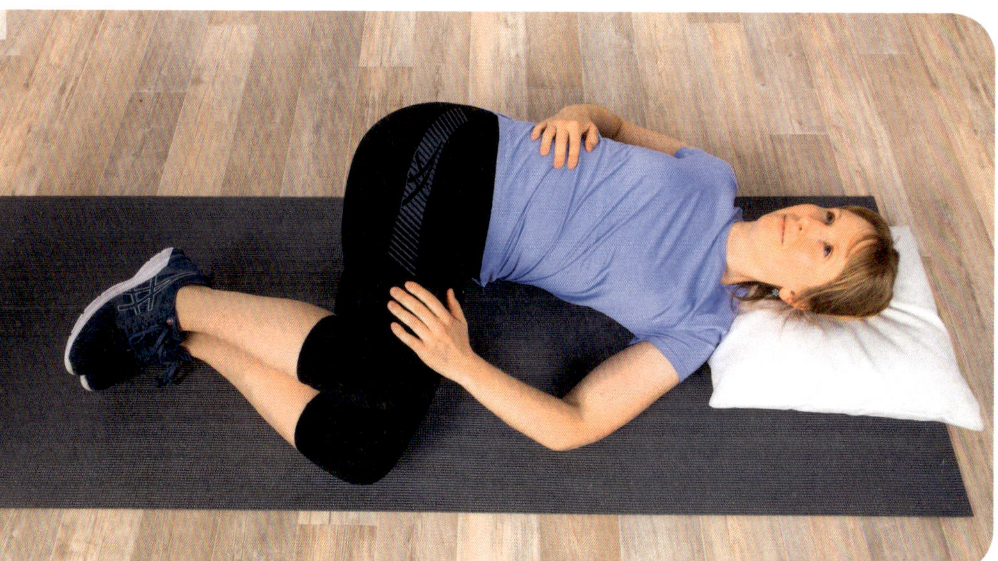

Schmerzen in der Gesäß- und Beckenregion

Beckengürtelschmerzen (ISG)

Probleme des Beckengelenks, des Iliosakralgelenks, kurz ISG, entstehen oftmals in Verbindung mit Schwangerschaft, Verletzungen, arthrotischen Veränderungen oder Gelenkentzündungen. Die Lokalisation wird nicht im Rücken, sondern tiefer am Kreuzbein (Sakrum) und seitlich von diesem, und vor allem im Bereich des ISG angegeben. Längeres Stehen, Gehen und Sitzen sind schmerzhaft und nur kurzzeitig möglich. Die Ursachen sind unter anderem im Stabilisationsmechanismus des ISG (siehe Tests und Befunde der Rotationsdysfunktion) zu finden. Eine weitere Ursache kann eine zu schwache Gesäßmuskulatur sein. Wichtig sind hier die sogenannten muskulären Schlingen. Sie stabilisieren das Becken. Bei Schwangeren und Frauen, die gerade entbunden haben, sind diese Muskeln oft geschwächt und die Bänder im Becken zu locker.

Test

In Rückenlage: In Rückenlage fällt es oft schwer, ein Bein anzuheben, und das Anheben verursacht Schmerzen. ❶

Einbeinstand: Im Einbeinstand kann das Becken nicht gerade gehalten werden. ❷ Hier helfen Übungen im Einbeinstand (S. 86), die wunderbar mit täglichen Aktivitäten verknüpft werden können.

In Seitlage: Muskelschwäche findet man vor allem im M. gluteus medius (der seitliche Hüftmuskel). Wenn Sie auf der Seite liegen, fällt es Ihnen schwer, die Beine anzuheben. ❸ Leistet eine Hilfsperson mit der Hand gegen die Bewegung Widerstand, können Sie nur wenig Gegendruck aufbauen.

Im Stand: Ebenso kann der M. iliopsoas schwach sein – oder der Muskel auf der einen Körperseite ist zu schwach und der andere, zum Ausgleich, angespannt. Krafttest von Iliopsoas: Wenn Sie das Bein in einem Winkel von 120° anheben können, ist alles gut. Geht dies nicht, ist der Muskel zu schwach. ❹

1

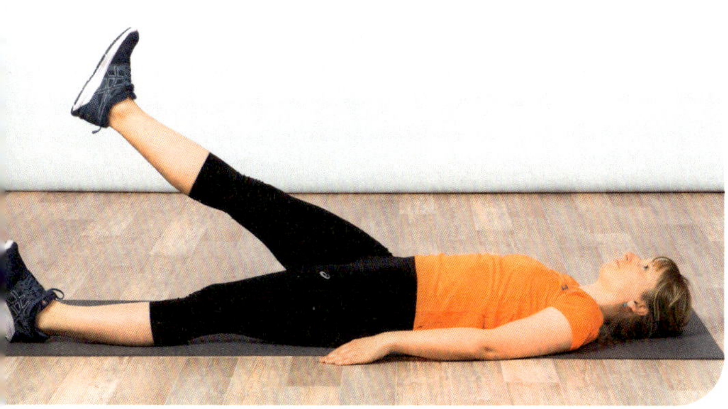

2

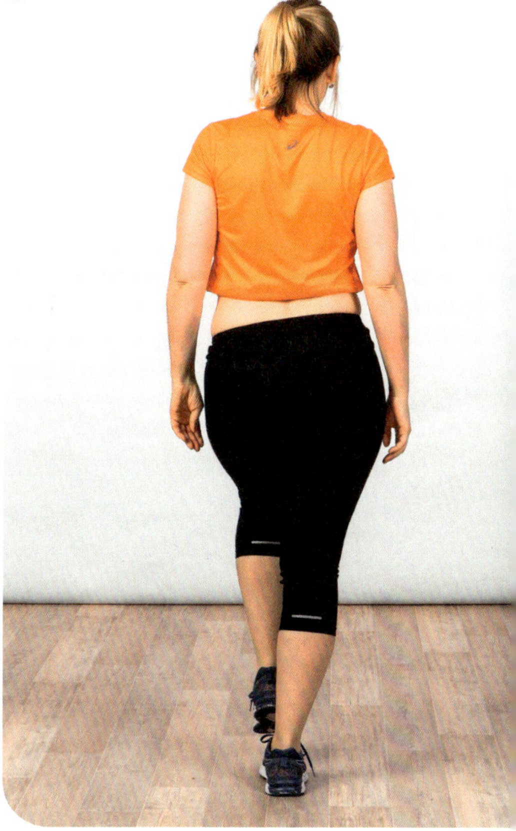

3

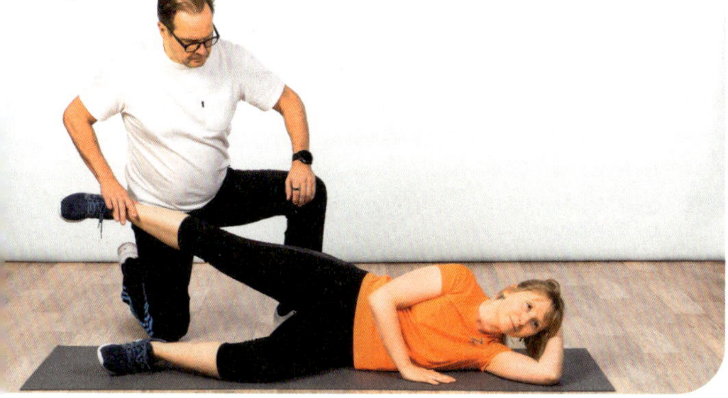

4

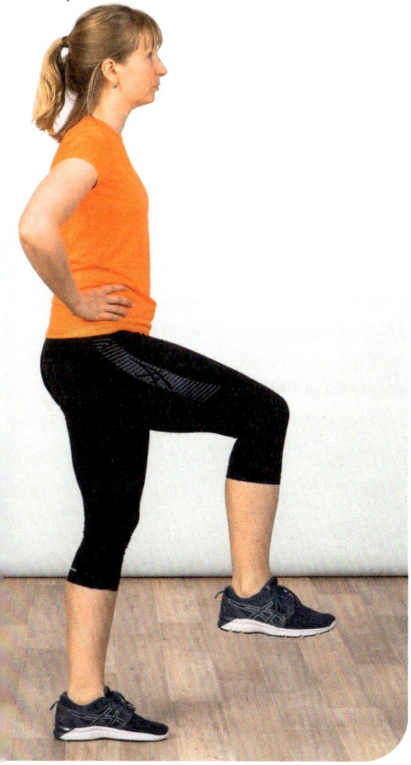

5

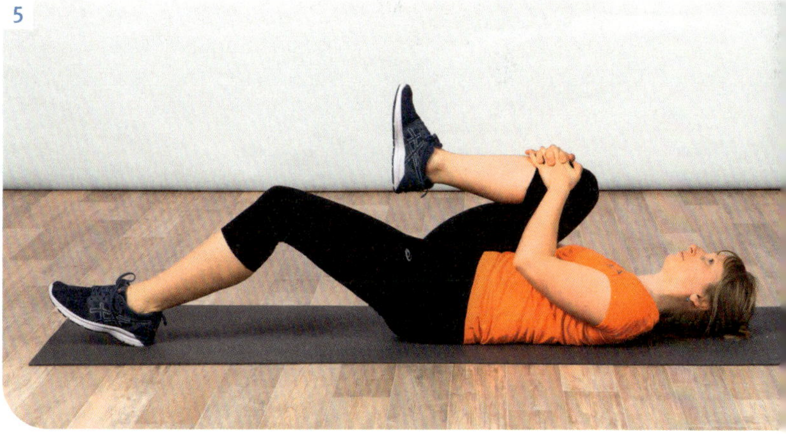

Thomas-Handgriff: Eine hohe Spannung finden wir häufig beim Tractus iliotibialis oder den Hüftbeugern. Hier eignet sich der Thomas-Handgriff, um zu schauen, ob die Hüftbeuger verkürzt sind. In Rückenlage ziehen Sie dafür eines Ihrer Beine angewinkelt maximal an den Oberkörper. Hebt sich dabei der andere Oberschenkel von der Unterlage ab, ist der Test positiv. 5

Übung Einbeinstand

Üben Sie den Einbeinstand in allen möglichen Abwandlungen: Stellen Sie sich hüftbreit hin, wenn Sie sich sicher fühlen, heben Sie ein Bein an. Strecken Sie das angewinkelte Bein dann leicht nach hinten und setzen Sie es wieder ab. ① Anschließend heben Sie das angewinkelt vor den Körper, sodass sich Ihr Oberschenkel waagerecht zum Boden befindet. ② Als nächstes strecken Sie Ihr Bein zur Seite aus. ③ Abschließend heben Sie das Bein angewinkelt an und führen es zur Seite nach außen. ④ Wiederholen Sie jede Bewegung einige Male und wechseln Sie dann das Bein.

1

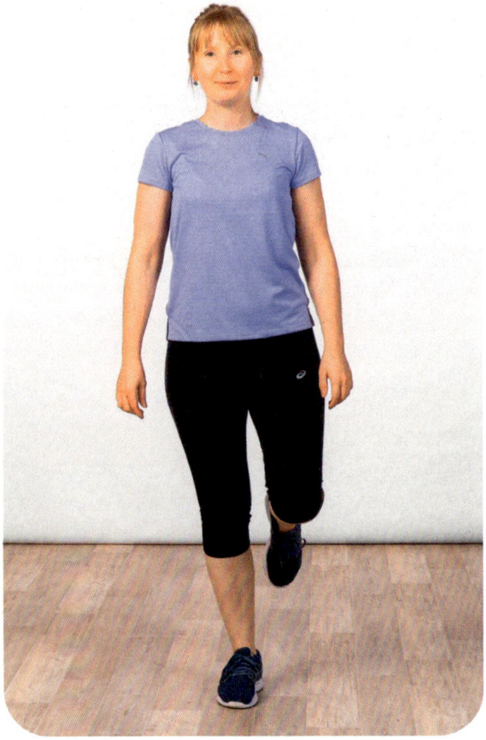

2

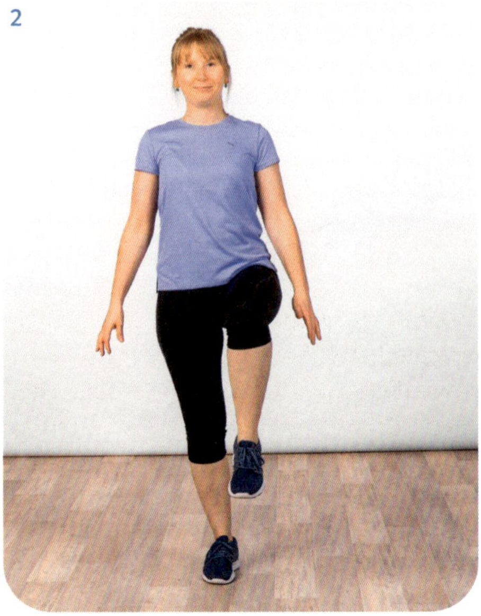

3

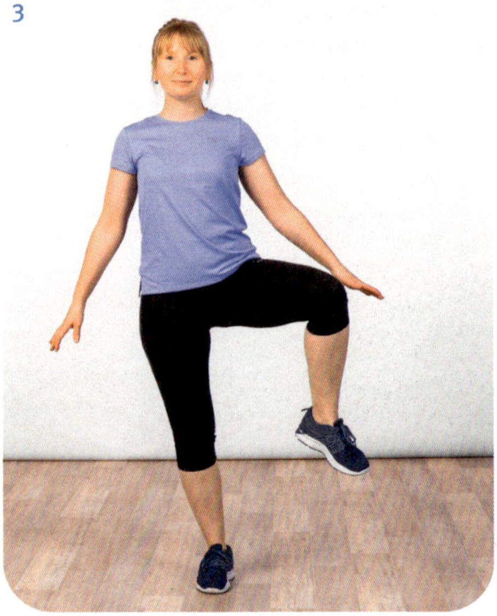

4

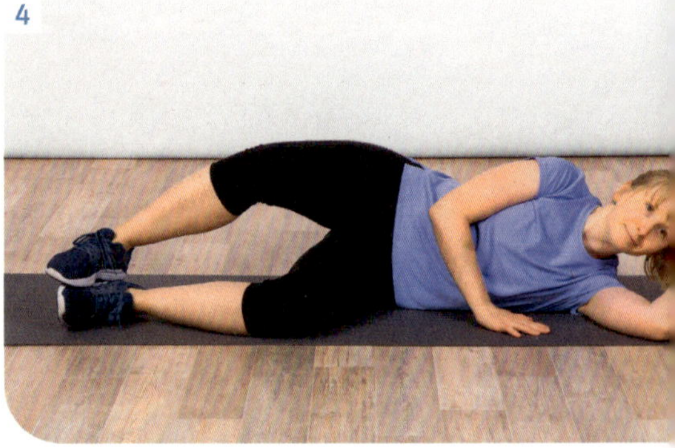

Übungen Rotationskontrolle

Übung 1: Rotationskontrollübungen können in verschiedenen Ausgangsstellungen trainiert werden. Eine hilfreiche Bewegung ist, auf dem Rücken liegend die unteren Extremitäten zur Seite zu bewegen und gleichzeitig das Becken gerade zu halten. ①

Übung 2: In Seitlage können Sie Ihren Kopf auf dem unteren Arm ablegen und Ihren Körper mit dem oberen Arm vor dem Oberkörper etwas abstützen. Ihre Beine sind leicht angewinkelt, etwa in einem 45° Winkel. Heben Sie nun das obere Bein an, wobei Ihre Füße weiterhin aufeinander liegen bleiben. ② Öffnen Sie die Beine nur so weit, wie sich die Hüfte/das Becken nicht mitbewegt. Führen Sie auch diese Bewegung einige Male aus und wechseln Sie dann die Seite.

Übung 3: In Bauchlage beugen Sie das Knie und drehen den Oberschenkel im Hüftgelenk nach innen, ohne dass sich das Becken mitdreht. ③

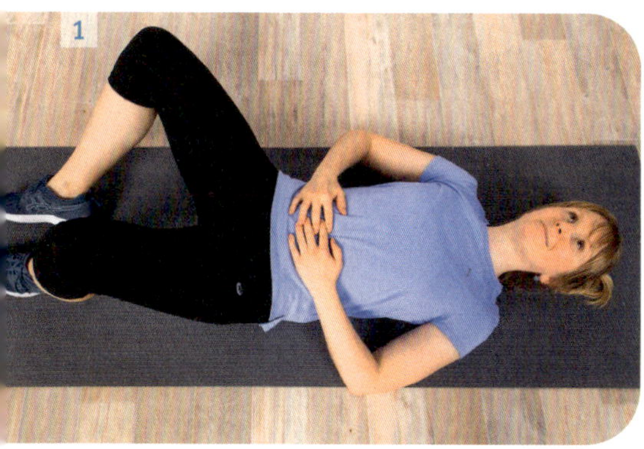

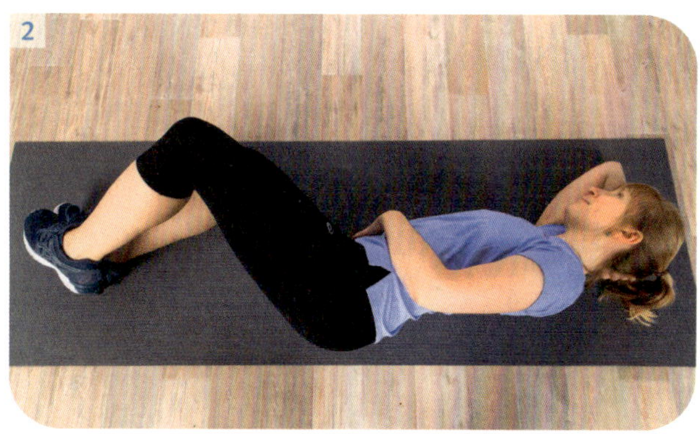

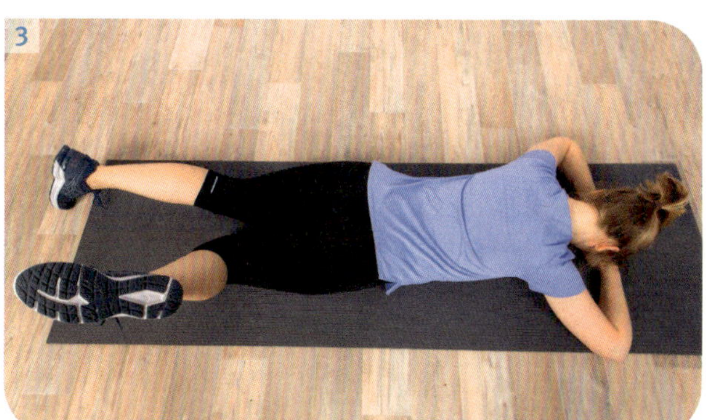

Übungen Anheben der unteren Extremitäten

Übung 1: In Seitlage können Sie Ihren Kopf auf dem unteren Arm ablegen und Ihren Körper mit dem oberen Arm vor dem Oberkörper etwas abstützen. Ihre Beine sind leicht angewinkelt, etwa in einem 45° Winkel. Heben Sie nun das obere Bein an, wobei Ihre Füße weiterhin aufeinander liegen bleiben. ❶ Öffnen Sie die Beine nur so weit, wie sich die Hüfte/das Becken nicht mitbewegt. Führen Sie diese Bewegung einige Male aus und wechseln Sie dann die Seite.

Übung 2: Ebenfalls in Seitlage können Sie Ihren Kopf auf dem unteren Arm ablegen und Ihren Körper mit dem oberen Arm vor dem Oberkörper etwas abstützen. Ihre Beine sind leicht angewinkelt. Heben Sie nun das obere Bein an und senken Sie es danach langsam wieder ab. ❷ Führen Sie diese Bewegung einige Male aus und wechseln Sie dann die Seite.

Übung 3: Begeben Sie sich in die seitliche Plank-Position: In Seitlage geben Sie Ihr Gewicht an den rechtwinklig aufgelegten Unterarm ab, heben den gesamten Körper vom Boden ab, die gestreckten Beine liegen aufeinander. ❹ Halten Sie auch diese Position für etwa 2 Minuten. Heben Sie dann das obere Bein maximal an. Führen Sie die Bewegungen mindesten 15-mal aus, wechseln Sie dann die Seite.

Übung 4: Die Brücke ist eine wunderbare Übung, um das Becken zu stabilisieren: In Rückenlage stellen Sie Ihre Beine hüftbreit auf und kippen Ihr Becken nach hinten. Dann heben Sie Gesäß und unteren Rücken von der Matte ab. Dabei bleibt das Becken leicht gekippt, damit Ihr Rücken kein Hohlkreuz bildet. ❺

1

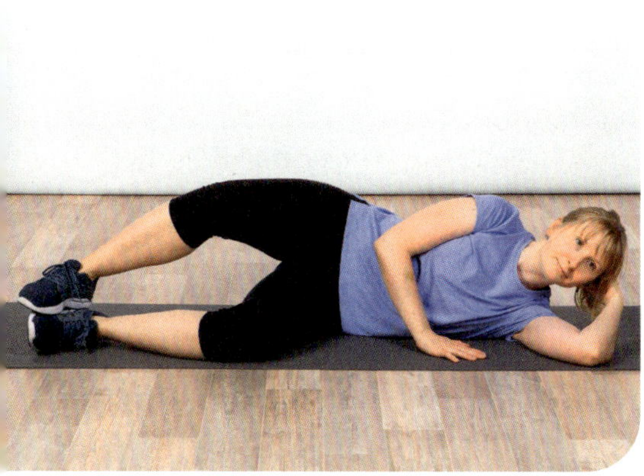

2

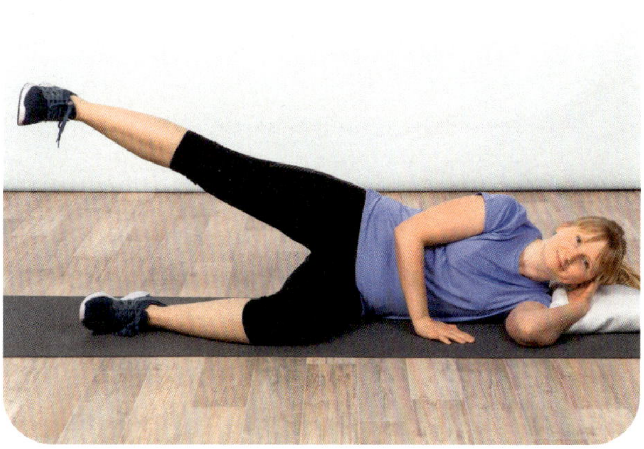

3

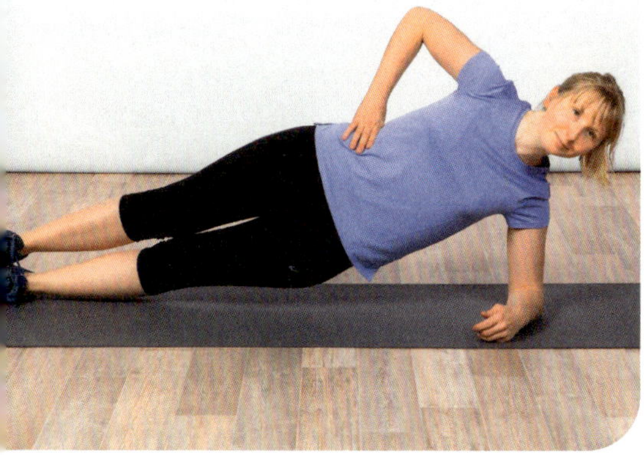

4

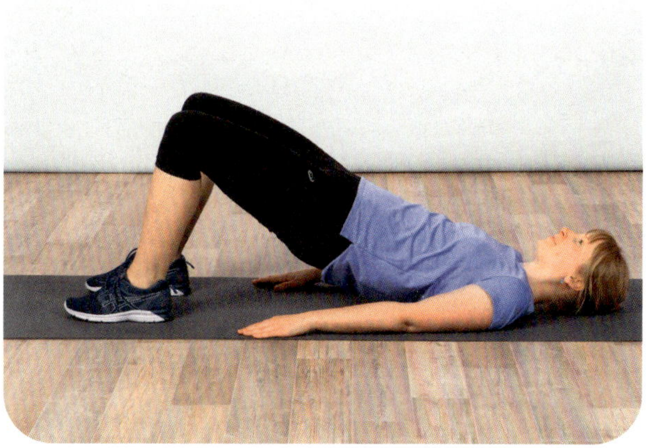

Übungen Flexibilität

Hinsichtlich der Flexibilität liegt das Augenmerk auf dem M. tractus iliotibialis, ebenso auf den Hüftgelenkrotatoren, -flexoren und -adduktoren.

Übung 1: Das Becken können Sie in Rückenlage dehnen, indem Sie ein Bein angewinkelt in Richtung Oberkörper ziehen, das andere bleibt gestreckt am Boden liegen. Bei dieser Übung umfassen Sie mit beiden Händen das angezogene Bein, Kopf und Oberkörper bleiben auf der Matte liegen. ❶ Spüren Sie einen Moment in die Dehnung, lösen Sie dann auf und führen Sie die Bewegung mit dem anderen Bein aus.

Übung 2: Um die hinteren Beinmuskeln und die Beckenregion zu dehnen, können Sie sich mit etwas Abstand vor einen Stuhl oder Hocker stellen. Stellen Sie dann einen Fuß auf der Sitzfläche ab, das angewinkelte Bein sollte mindestens im 90° Winkel sein, gerne auch spitzer in Richtung Decke zeigen. Achten Sie dabei stets darauf, dass Ihr Rücken gerade bleibt. Verlagern Sie Ihr Gewicht dann ein bisschen auf das angewinkelte Bein und spüren Sie die Dehnung. Wechseln Sie dann die Seite. ❷

Übung 3: Für eine weitere Übung stellen Sie sich im hüftbreiten Stand hin und legen einen Unterschenkel seitlich angewinkelt auf einen Stuhl oder Hocker. Wenn Sie Ihr rechtes Bein auflegen, neigt sich Ihr Oberkörper links, wenn Sie Ihr linkes Bein auflegen entsprechend nach rechts. So bildet die Körperseite mit dem aufgestellten Bein eine Diagonale. ❸ Wenn Ihnen die Übung guttut, machen Sie sie gerne mehrmals am Tag. Halten Sie die Positionen 30 Sekunden.

Übung 4: In Seitlage winkeln Sie das obere Bein an und greifen den Fuß mit der oberen Hand auf Höhe Ihres Gesäßes. Legen Sie nun den unteren Fuß auf die entstandene Fläche des oberen Knies. Um etwas stabiler zu liegen, ist es hilfreich, den Kopf auf Ihrem unteren Arm abzulegen. ❹ Führen Sie die Übung auch zur anderen Seite aus.

Übung 5: Nicht zu vergessen ist der M. latissimus dorsi (der breite Rückenmuskel), der ebenfalls eine hohe Spannung haben kann und möglicherweise passiv gedehnt werden sollte. Dafür können Sie im Stand einen Arm diagonal nach oben in die andere Richtung strecken. Wenn Sie sich leicht nach rechts neigen, zieht der linke Arm nach oben rechts, bei der Neigung nach links zieht der rechte Arm nach oben links. ❺ Achten Sie hier darauf, dass Hüfte und Rücken möglichst gerade bleiben und die Bewegung größtenteils von den Armen aus geht. Wenn Ihnen die Übung guttut, machen Sie sie gerne mehrmals am Tag. Halten Sie die Positionen jeweils 30 Sekunden.

1

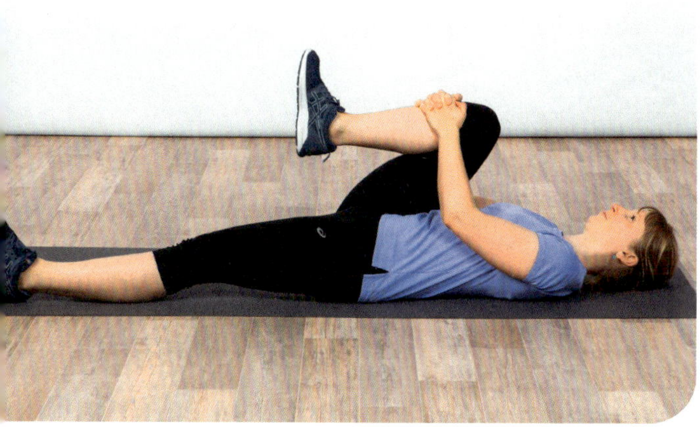

2

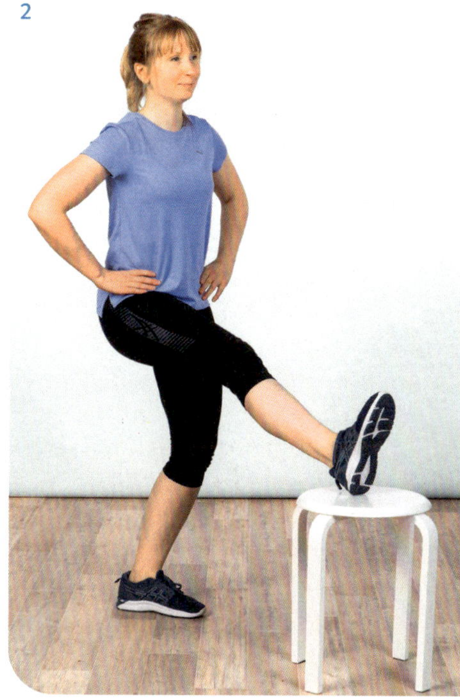

3

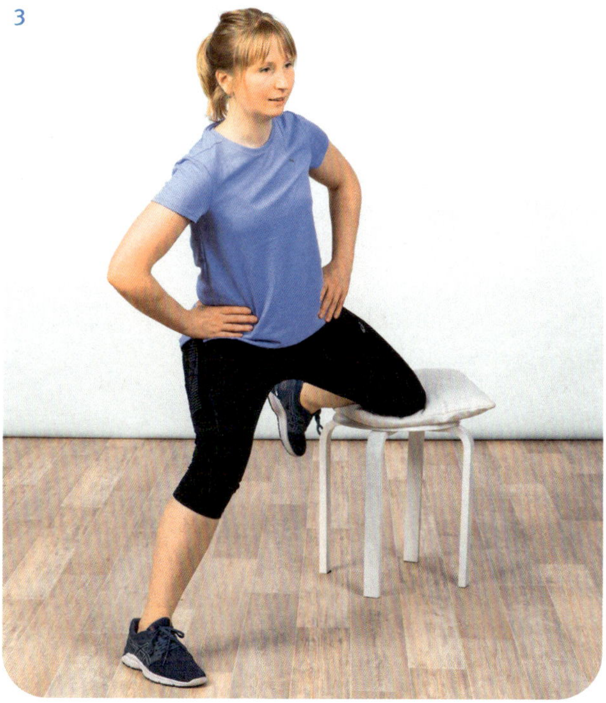

5

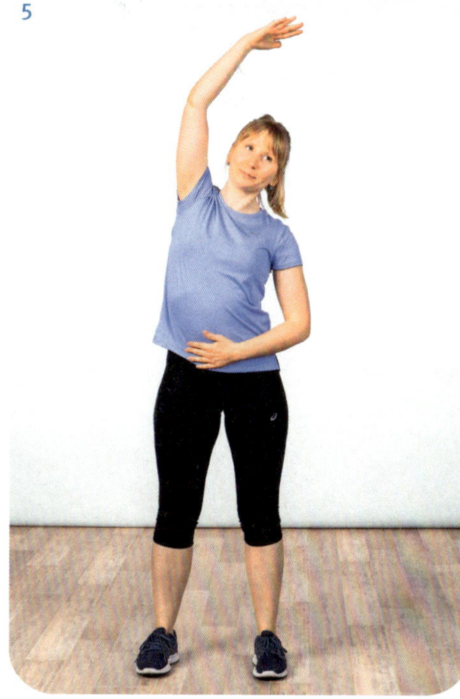

4

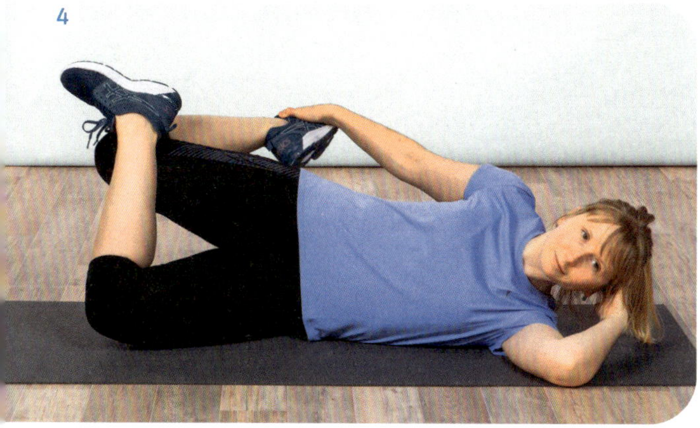

Übungen Stabilisation

Nachdem die Bewegungskontrolle und das Muskelgleichgewicht besser geworden sind, kann mit dem globalen Stabilisationstraining begonnen werden. Geeignete Übungen sind »Planking« und seitliches Planking.

Übung 1: Aus der Bauchlage begeben Sie sich in die Plank-Position und halten diese zunächst für etwa 2 Minuten. Ihr Rücken bleibt stabil, die untere Bauchmuskulatur ist angespannt. (1) Wiederholen Sie das Anheben mindestens 30-mal.

Übung 2: Eine etwas anspruchsvollere Übung, die mehr Muskelkraft benötigt, ist der seitliche Plank: In Seitlage geben Sie Ihr Gewicht an den rechtwinklig aufgelegten Unterarm ab, heben den gesamten Körper vom Boden ab, die gestreckten Beine liegen aufeinander. (2) Halten Sie diese Position für etwa 2 Minuten und achten Sie darauf, dass Ihr Becken/Ihre Hüfte nicht in Richtung Boden oder Decke zieht.

1

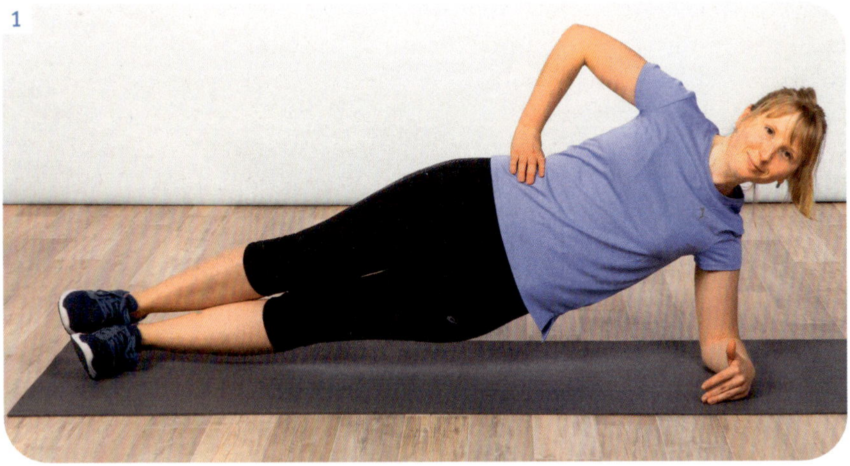

2

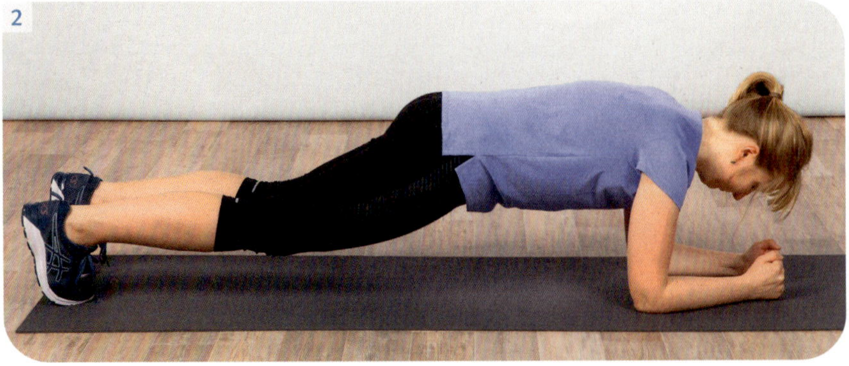

Piriformis-Syndrom

Laien können recht einfach erkennen, ob die Gesäßmuskulatur die Ischias-Beschwerden verursacht, zum Beispiel, wenn das Bücken beim Schuhebinden den ausstrahlenden Schmerz auslöst, während der Rücken nicht wehtut und normal beweglich bleibt. Auch wenn das Dehnen der betroffenen Seite Erleichterung bringt, kann das ein Indiz sein. Wenn Sie den Verdacht haben, dass Gesäßmuskeln die Verursacher Ihrer Schmerzen sind, wenden Sie sich am besten an einen Physiotherapeuten. Die Therapie besteht aus Dehnübungen und, wenn das nicht ausreicht, aus Triggerpunktmassagen.

Übung in Rückenlage

In Rückenlage legen Sie den linken Fuß auf das rechte Knie, umgreifen den rechten Oberschenkel und ziehen ihn in Richtung Oberkörper, bis Sie eine Dehnung in der linken Gesäßhälfte spüren. 1 Führen Sie die Bewegung 3-mal aus und halten Sie die Position jeweils 20 Sekunden lang. Dann Seite wechseln.

Übung im Stand

Legen Sie Ihr linkes Bein angewinkelt auf den Tisch, der Unterschenkel liegt parallel zur Tischkante. Nun neigen Sie den Oberkörper mit geradem Rücken nach vorne. Wandern Sie dabei mit den Händen auf dem Tisch, weg vom Körper. 2 Bei Schmerzen in der Leiste beenden Sie die Übung.

1

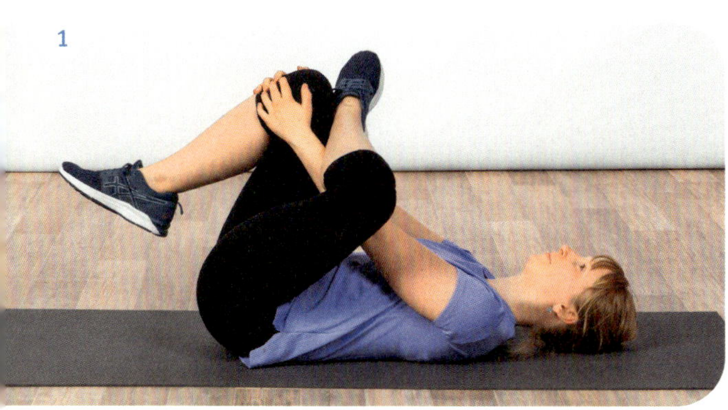

2

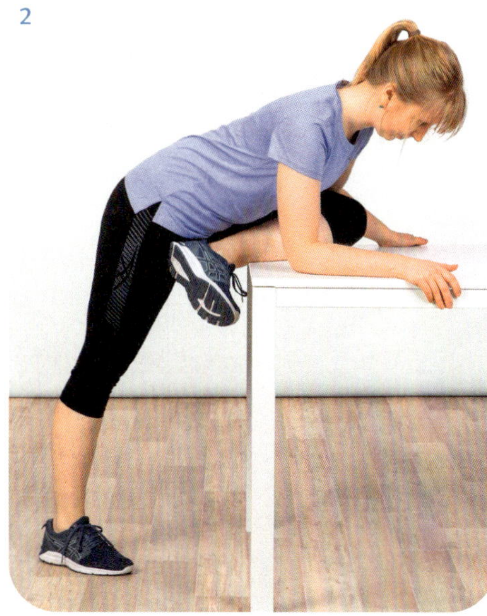

Iliopsoas

Das Zusammenspiel der Muskeln, Faszien und Nervenstrukturen im Beckenbereich ist sehr wichtig. Nur, wenn alles im Gleichgewicht ist, kann der Psoas-Muskel seine Funktion ausführen, ohne dabei das Kreuz, die Hüfte oder die Bauchorgane unnötig zu belasten. Sie müssen also immer die ganze Organisation des Beckens im Auge haben. Wenn Fehlbelastungen vorliegen, braucht es ein gezieltes, individuell abgestimmtes Training, das Stärkungs-, Stabilisierungs- und Dehnungsübungen umfasst.

Test

Test 1: Im Stand ziehen Sie ein Knie über 90° nach oben. Wenn Sie sich an einer Wand anlehnen, achten Sie darauf, dass Ihr Steißbein Kontakt zu dieser hält. ❶ Kippt Ihre Hüfte bei der Bewegung seitlich ab, ist die Beweglichkeit eingeschränkt. Sackt Ihr Knie nach einigen Sekunden auf die 90°-Position ab, ist der Psoas zu schwach.

Test 2: In Rückenlage ziehen Sie mit beiden Händen ein Knie zur Brust. ❷ Hebt sich dabei das gestreckte andere Bein vom Boden ab, ist der Psoas verkürzt.

1

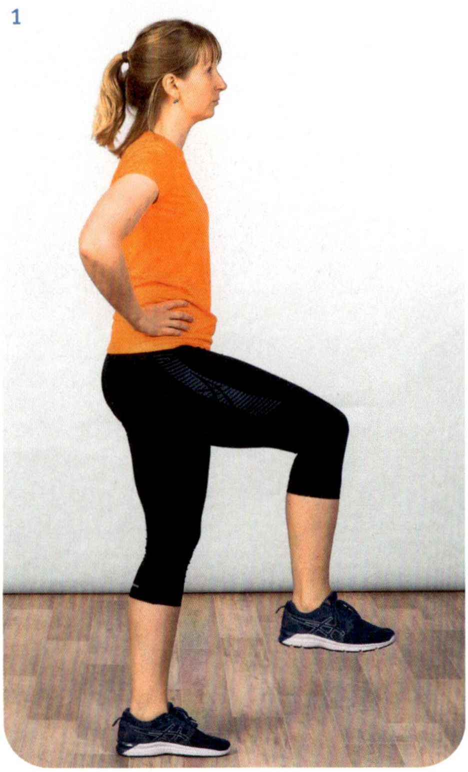

2

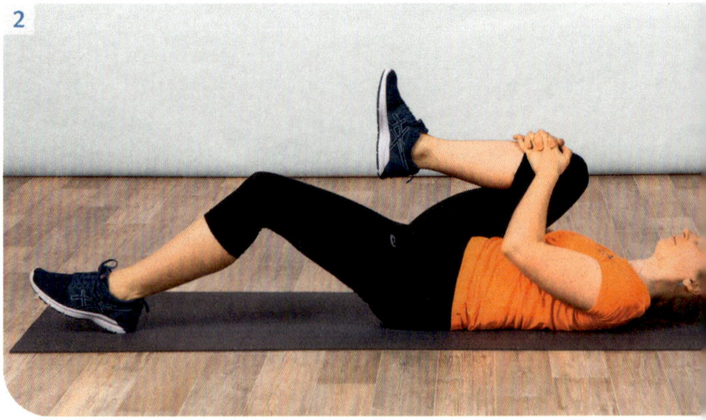

Übung im Stand

Machen Sie einen großen Ausfallschritt und setzen Sie das Knie des hinteren Beins am Boden ab, der Fußrücken liegt flach auf dem Boden. Sollte das zu anstrengend sein, darf der hintere Fuß auch auf dem Ballen aufgestellt bleiben. ❶ Spüren Sie die Dehnung und halten Sie die Position etwa 30 Sekunden. Dann zurück in den aufrechten Stand und Bein wechseln.

1

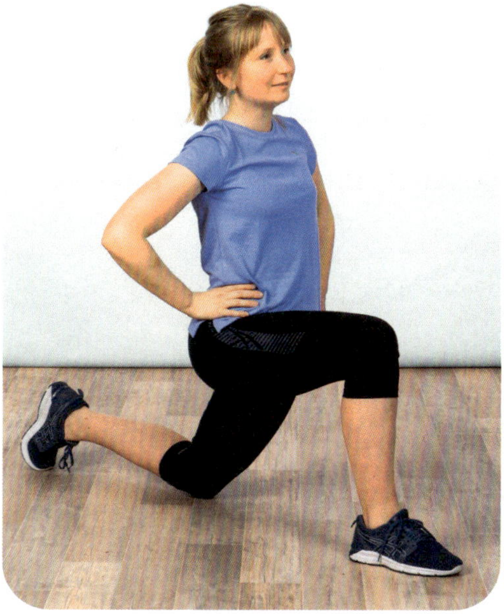

Übung in Rückenlage

In Rückenlage winkeln Sie ein Bein an und ziehen das Knie in Richtung Brust. Umfassen Sie dafür Ihr Knie mit den Händen und ziehen Sie so das Bein sanft zum Oberkörper, bis Sie ein leichtes Ziehen im unteren Rücken spüren. ❷ Bringen Sie das Bein dann wieder in die Ausgangsposition (gestreckt am Boden), spüren Sie kurz nach, wechseln Sie das Bein und wiederholen Sie die Übung einige Male.

2

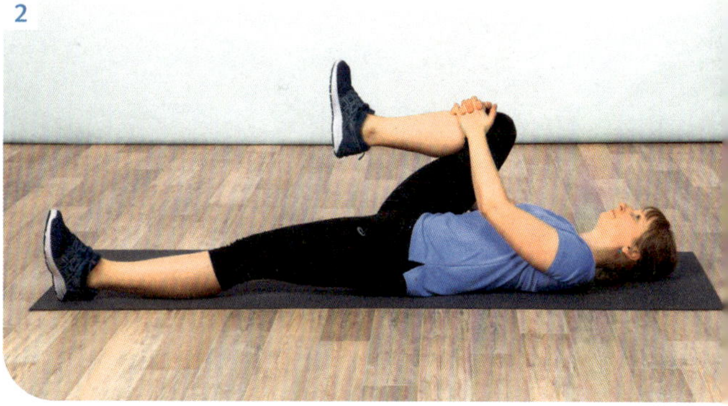

Übung in Bauchlage

Legen Sie sich auf den Bauch, Ihr Kopf liegt mit Stirn oder Kinn am Boden, Ihre Arme liegen parallel zum Körper. Heben Sie dann die Beine an und lassen Sie sie schulterbreit ein paar Zentimeter über dem Boden schweben. Heben Sie dann auch den Oberkörper und Ihre Arme, die Hände zeigen in Richtung Füße. ❸ Verbleiben Sie in dieser Position 30 Sekunden, senken Sie dann Beine, Oberkörper und Arme wieder ab. Kurz nachspüren, dann wiederholen.

3

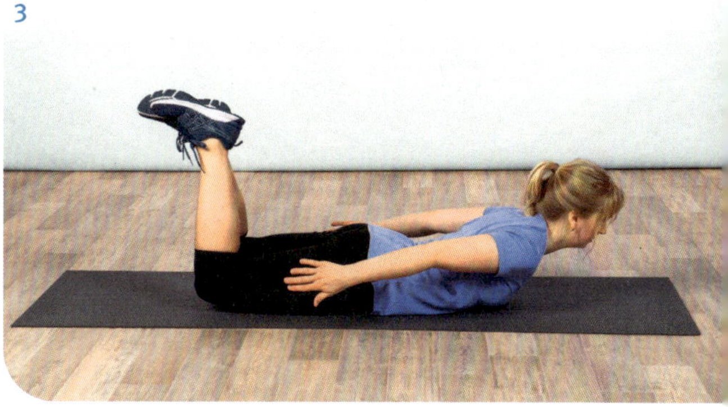

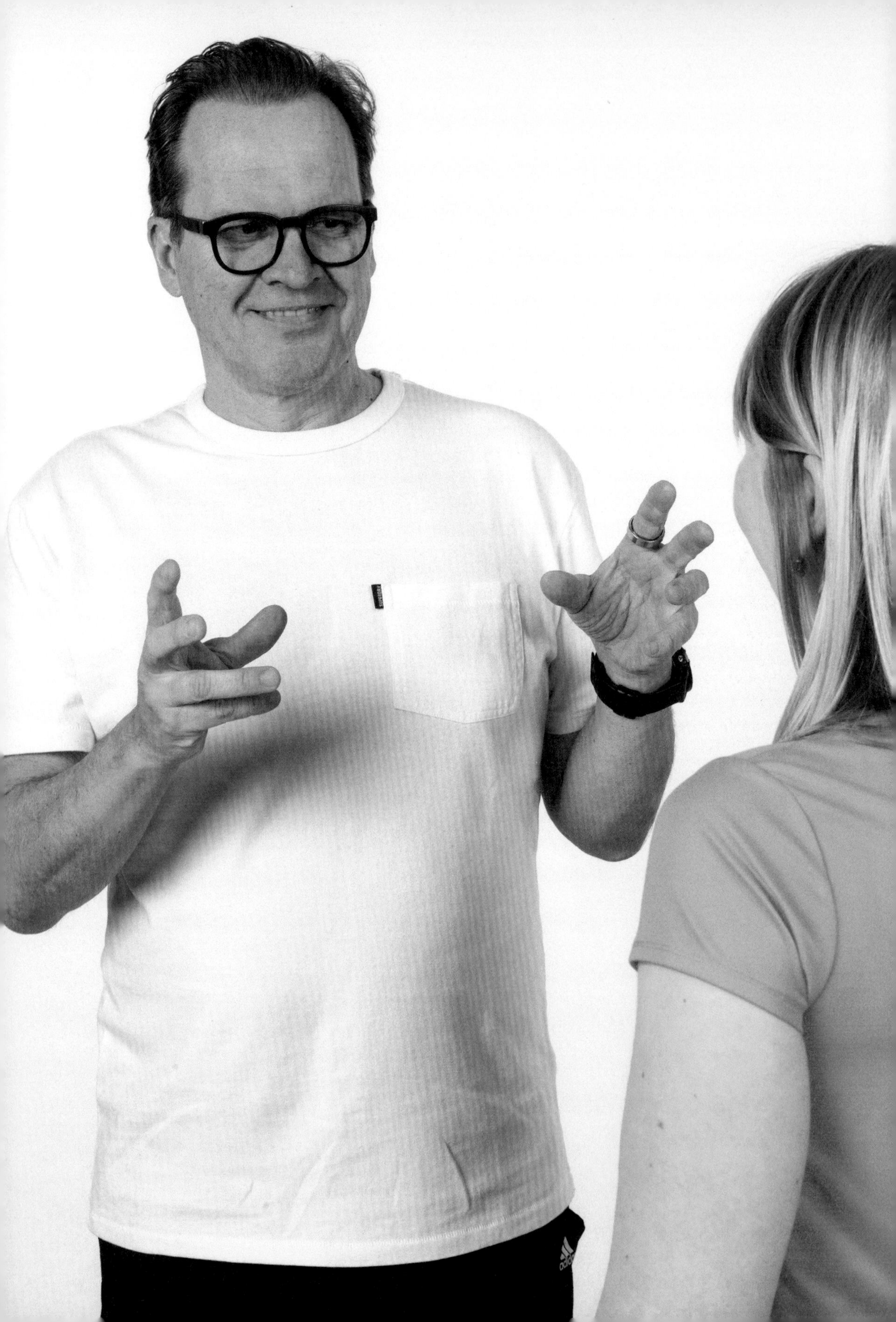

Rückenschmerzen – was steckt dahinter?

Bei der Behandlung von Rückenschmerzen werden oftmals die Symptome behandelt. Wichtiger ist aber die Behandlung der eigentlichen Ursache. Um diese kennenzulernen, werfen wir einen Blick auf die Arten von Rückenschmerzen.

Verschiedene Arten von Rückenschmerzen

Fast jeder von uns leidet irgendwann mal unter mehr oder weniger schlimmen Rückenschmerzen. Und auch wenn jeder Rückenbeschwerden kennt, so sind diese doch ganz unterschiedlich.

Rückenschmerzen lassen sich bezüglich des zeitlichen Verlaufs in zwei Gruppen einteilen: So gibt es zum einen akute und zum anderen chronisch persistierende, also anhaltende Rückenschmerzen.

Zudem unterscheidet man entsprechend der Ursache zwischen spezifischen und nicht-spezifischen Rückenschmerzen. Spezifische Rückenschmerzen haben eine Erkrankung oder Verformung der Wirbelsäule, entzündliche Muskel- oder Bindegewebskrankheiten oder andere Erkrankungen als Ursache (strukturell bedingt). Erstaunlicherweise sind nur 5–10% der Rückenschmerzen spezifisch. Spezifische »Gründe« für Rückenschmerzen gibt es also nur wenige, dazu gehören z.B. Tumore (S. 106) (weniger als einer von 1000 Fälle), häufiger ist ein Ischias mit Radikulopathie (also ausstrahlende Schmerzen plus Lähmung eines Muskels oder Taubheitsgefühl, etwa 5 von 100 Fällen). Weitere mögliche spezifische Gründe sind entzündliche Rückenschmerzen (S. 106) (einer von 100 Fällen) oder auch Knochenbrüche (weniger als 1%, nach Unfall oder im Zusammenhang mit Osteoporose). Bei älteren Leuten ab 70 Jahren können Verengung des Rückenmarkskanals auftreten (Spinalkanalstenose S. 107).

Nicht-spezifische Rückenschmerzen nennen Experten auch unspezifische oder funktionelle Rückenschmerzen: Bei ihnen sind die Ursachen, die einer speziellen Therapie bedürfen, nicht erkennbar, und es handelt sich keinesfalls um chronische Schmerzen. Ich spreche hier ganz gerne auch von »gutartigen Rückenschmerzen«. Hierzu gehören muskuläre (S. 110) oder posturale (S. 109) Schmerzen, Skoliose (S. 117), Beckenschiefstand etc. Auch ein Bandscheibenvorfall (S. 114) ist gutartig, wenn kein Ischias mit ausstrahlenden Schmerzen und Muskelschwächen oder Taubheitsgefühle vorhanden sind.

Akute Rückenschmerzen

Akute Rückenschmerzen sind sehr häufig. Jeder zweite von uns hat mindestens einmal

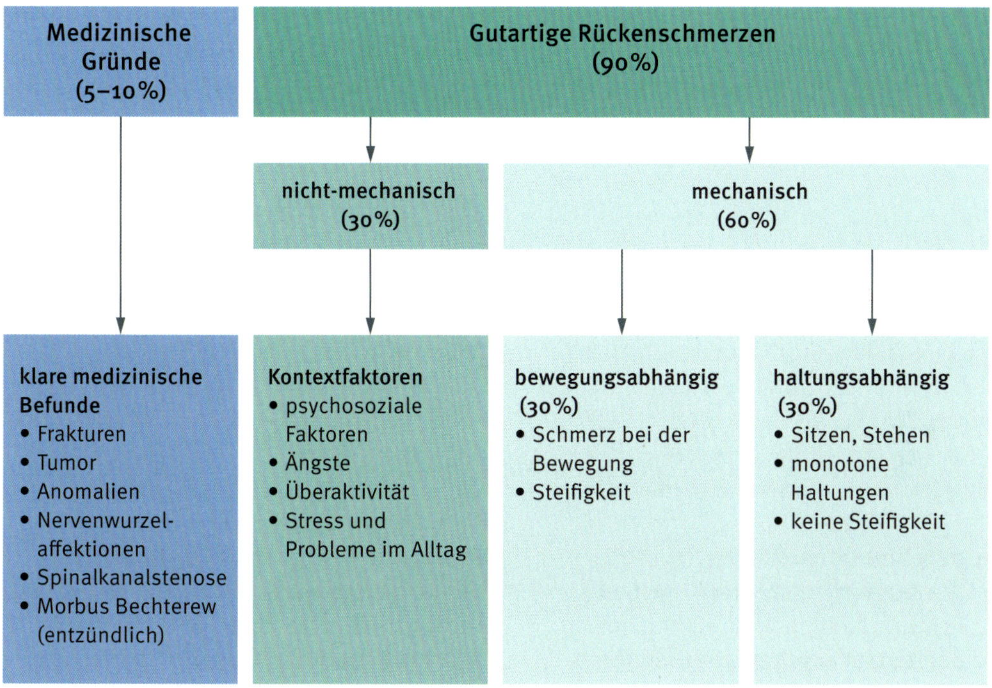

Finden Sie die richtigen Übungen für die jeweiligen Rückenschmerzen.

pro Jahr Rückenschmerzen. Gemeint sind Rückenschmerzen, die seit höchstens 6 Wochen bestehen.

Es sticht, gewisse Bewegungen wie beispielsweise Bücken, sich im Bett umdrehen oder Socken anziehen verursachen Schmerzen. Wenn sich der Rücken lokal steif anfühlt, die Beschwerden aber nicht ins Bein ausstrahlen, müssen Sie sich aber keine Sorgen machen. Denn auch wenn der Schmerz stark sein kann, wie beispielsweise bei einem Hexenschuss, ist er normalerweise harmlos und vorübergehend. Zu 90% dieser Fälle sind die Schmerzen innerhalb von 2–3 Wochen wieder weg.

Bei akuten Rückenschmerzen handelt es sich oftmals um muskuläre Rückenschmerzen. Sie treten typischerweise auf, wenn Sie etwas tun, woran Ihr Körper nicht gewöhnt ist. So können beispielsweise Umzüge, Renovierungsarbeiten oder Gartenarbeit Rückenschmerzen verursachen. Auch Sport kann akute muskulär bedingte Rückenschmerzen verursachen. Die Schmerzen verschwinden in der Regel nach ein paar Wochen. Bei muskulären Rückenschmerzen ist die Beweglichkeit des Rückens zwar nicht eingeschränkt, aber die Bewegungen können leicht steif sein, und es können auch Schmerzen in Ruhe auftreten. Der Schmerz kann sogar leicht in den unteren Rücken ausstrahlen, aber muskelbasierte Rückenschmerzen verursachen keinen Gefühlsverlust, keine Muskelschwäche und kein Kribbeln, das bei Ischias auftritt.

Was tun bei akuten Rückenschmerzen? Akute Rückenschmerzen sind leicht zu erkennen und zu behandeln. Ein Arztbesuch ist für gewöhnlich nicht erforderlich, da der Arzt lediglich feststellen kann, dass es eben keine ernstzunehmende Erkrankung ist.

Versuchen Sie, Ihrem Alltag wie gewohnt nachzugehen. Nehmen Sie keine Schonhaltungen ein, legen Sie sich nicht zu viel hin, sondern bewegen Sie sich möglichst normal. Alltägliche Aktivitäten innerhalb der Schmerzgrenzen und Spaziergänge sind deutlich effektiver als das Liegen im Bett. Es lohnt sich, den Umfang der Bewegung zu erhöhen, wenn es die Situation erlaubt.

Bewegung hilft Ihrem Rücken in vielerlei Hinsicht: Sie verbessert den Muskeltonus und die Muskelkraft, hält das Bindegewebe in gutem Zustand und reduziert vor allem die Angst vor Bewegung. Wenn Sie hingegen wochenlang mit einem schmerzenden Rücken vorsichtig sind, kann er nicht heilen. In den meisten Fällen werden die Beschwerden dadurch nur noch schlimmer. Zahlreiche Studien haben gezeigt, dass Vorsicht und Angst vor Bewegung ein größeres Problem darstellen als der Schmerz selbst. Man beginnt, sich selbst mit der Lupe zu beobachten und Bewegungen zu vermeiden, nur um auf der sicheren Seite zu sein. Wenn Sie nicht aufpassen, führt dies innerhalb von wenigen Monaten zu Stress, Muskelverspannungen und Muskelabbau. All dies verstärkt die Abwärtsspirale nur noch weiter. Die Angst vor Schmerzen erhöht das Risiko, dass akute Schmerzen verlängert, verstärkt und im schlimmsten Fall chronifiziert werden.

Schmerzstillende Medikamente können Sie einnehmen, wenn es gar nicht ohne geht. Warten Sie aber ruhig zwei bis drei Wochen ab, ob sich die Schmerzen von allein bessern, bevor Sie einen Arzt aufsuchen. Bauen Sie zunächst ein paar rückenkräftigende Übungen in Ihren Alltag ein, gehen Sie zur Physiotherapie oder gönnen Sie sich eine Massage oder Triggerpunkttherapie.

Wann sollten Sie zum Arzt? Wenn Sie zum Beispiel schwer gestürzt sind oder einen Unfall hatten, sollten Sie einen Arzt aufsuchen, um auszuschließen, dass Sie sich beispielsweise etwas gebrochen oder verstaucht haben. Einige Erkrankungen können zudem auch mit gefährlichen Symptomen verbunden sein.

Sie sollten sofort einen Arzt aufsuchen, wenn Sie z. B. unter Gefühlsstörungen, Lähmungen oder starkem Schwindel leiden oder wenn Sie eine Gliedmaße nicht belasten können. Wenn die Schmerzen ins Bein ausstrahlen, ein Teil des Beins taub wird oder wenn Sie das Gefühl haben, dass die Muskeln an Kraft verlieren, sollten Sie ebenfalls einen Arzt aufsuchen. Symptome starker Rückenschmerzen wie Harninkontinenz, Unfähigkeit zu urinieren oder Gefühlsverlust im Anal- und Genitalbereich erfordern ebenfalls eine sofortige ärztliche Behandlung. Wenn Sie im Rentenalter sind, an Osteoporose leiden (oder die Möglichkeit besteht), sollten Sie ebenfalls zur Absicherung zu Ihrem Hausarzt gehen.

Hexenschuss (Lumbago)

Was ist das und woran erkennen Sie einen Hexenschuss? Ein Hexenschuss ist eine plötzliche vollständige Blockierung des Rückens. Das Gefühl ist dramatisch: Der Rücken lässt sich überhaupt nicht mehr bewegen, und die Schmerzen können extrem stark sein, wenn man versucht, die Position des Rückens zu verändern. Manchmal können die Rückenschmerzen so stark sein, dass man auf allen vieren auf dem Boden kriecht und nicht aufstehen oder sich bewegen kann.

Ein Hexenschuss kann ohne ersichtlichen Grund auftreten, zum Beispiel durch eine leichte Bewegung beim Hocken oder Heben. Ein Lumbago kann durch eine sehr kleine Blockierung des Gelenks oder eine kleine Verstauchung der Bandscheibe verursacht werden. Das zentrale Nervensystem kann den Defekt nicht genau lokalisieren und löst daher sicherheitshalber einen schweren Muskelkrampf aus, also eine starke Kontraktion des Muskels in dem Bereich, in dem es den Defekt vermutet. Es handelt sich somit um eine Überreaktion des zentralen Nervensystems.

Die Heilung des Rückens geht meist schnell vonstatten, und die Beschwerden werden innerhalb weniger Tage deutlich gelindert. In den meisten Fällen ist der Zustand bereits nach einer Woche um 80 % besser. Studien nach sind 90 % nach etwa drei Wochen frei von akuten Beschwerden. Manche Menschen leiden ein paar Mal im Jahr unter einer solchen Rückenschmerzattacke. In diesem Fall lohnt es sich, zur Physiotherapie zu gehen, um sich Übungen zur Verbesserung der Muskulatur zeigen zu lassen.

Ist es etwas Gefährliches? Obwohl ein Hexenschuss oft dramatisch und gefährlich wirkt, ist er es meist nicht. Ihr Arzt verwendet möglicherweise auch die Bezeichnung »Lumbalgie« oder »Lumbalsyndrom«. Beides bedeutet dasselbe: Rückenschmerzen.

Wie wird das Problem behandelt? Ein Hexenschuss muss in der Regel nicht behandelt werden. Wenn sich Ihre Rückenbeschwerden aber nicht innerhalb weniger Tage bessern, sollten Sie einen Termin bei einem Physiotherapeuten, Chiropraktiker oder Osteopathen vereinbaren. Ein Hexenschuss erfordert nur dann ärztliche Hilfe, wenn ein Gefühlsverlust in den Beinen vorliegt oder sich die Beine nicht normal bewegen lassen. Sie sollten auch sofort einen Arzt aufsuchen, wenn Sie Symptome wie Harninkontinenz, Unfähigkeit zu urinieren oder Gefühlsverlust im Anal- und Genitalbereich haben. In diesem Fall handelt es sich vermutlich um einen Bandscheibenvorfall.

Was können Sie selbst gegen das Problem tun? Schmerzmittel können in der akuten Phase hilfreich sein. Am allerersten Tag ist es gut, sich auszuruhen. Am zweiten Tag sollten Sie aufstehen und sich bewegen. Spaziergänge, Entspannungsübungen wie z. B. Atemübungen und ein warmes Bad sind in der Regel gut für den Rücken.

Kann das Problem verhindert werden? Grundsätzlich ist es schwer zu sagen, wer einen Hexenschuss erleidet und warum. Es kann zum Beispiel ein Bandscheibenproblem vorliegen, der Rücken kann zu beweglich sein oder die Muskeln können einfach verkrampfen, wenn Sie am Vortag oft schwere Gegenstände gehoben und getragen haben. Manchmal kann auch ein Durchzug durch offene Fenster in der Nacht einen Hexenschuss verursachen.

Die beste Vorbeugung gegen einen Hexenschuss besteht darin, für die Beweglichkeit und Muskelkraft des Rückens zu sorgen. Auf diese Weise wird Ihr Rücken nicht aufgeschreckt, wenn er eine unerwartete Bewegung machen muss. Gymnastikkurse, Fitnessstudio, Laufen sind gut für Ihren Rücken.

Worum könnte es sich sonst handeln? Viele akute Rückenprobleme, wie Bandscheibenvorfälle und Ischiasbeschwerden, können wie ein Hexenschuss beginnen. Normalerweise verschwindet eine Lumbago in ein paar Tagen; wenn es jedoch eine andere Beschwerde ist, erholt sich der Rücken möglicherweise nicht so schnell.

Diskushernie – Vorwölbung und Vorfall der Bandscheibe (Protrusion und Prolaps)

Was ist das und woran erkennen Sie einen Bandscheibenvorfall? Bandscheibenvorwölbungen sind ein sehr häufiger Befund. Beispiel beim Heben oder Tragen oder bei einer plötzlichen Bewegung. Ein Bandscheibenproblem beginnt oft mit einem Hexenschuss. Bei einer Vorwölbung gibt die äußere Hülle der Bandscheibe nur teilweise nach, das heißt, sie wölbt sich vor. Anders als oft angenommen, heilen Bandscheibenvorwölbungen gut und relativ schnell.

Bei einem Bandscheibenvorfall hingegen reißt die äußere Hülle der Bandscheibe und die gelartige Flüssigkeit im Inneren der Bandscheibe tritt durch die äußere Hülle in den Wirbelkanal aus. Die Symptome eines Bandscheibenvorfalls sind stärker ausgeprägt als die einer Bandscheibenvorwölbung. Strahlen die Schmerzen bis in die Gliedmaßen aus und werden von Gefühlsstörungen begleitet, handelt es sich um einen Bandscheibenvorfall. Wir sprechen in diesem Fall auch von einem Ischias, bei dem der Bandscheibenvorfall Druck auf die Nervenwurzel ausübt.

Ist es etwas Gefährliches? In den allermeisten Fällen ist eine Bandscheibenvorwölbung nicht gefährlich, und der Zustand verschwindet nach etwa vier Wochen. Ein Arzt kann die Erkrankung auch als Hexenschuss, Lumbalgie oder Lumbalsyndrom bezeichnen. Er meint damit immer Rückenschmerzen. Eine Diskushernie, also ein Prolaps, ist hingegen eine seltenere und ernstere Erkrankung. Sie sollten sofort einen Arzt aufsuchen, wenn Sie eines oder mehrere der folgenden Symptome haben: Lähmungen, Gefühlsstörungen, Schwierigkeiten beim Halten des Stuhls oder beim Wasserlassen, Gefühlsstörungen im Anal- und Genitalbereich oder unerträgliche Schmerzen, die in keiner Position nachlassen. Lähmungen, die durch eine Rückenmarksverletzung verursacht werden, können in einem von hundert Fällen von Rückenschmerzen zu einer Operation führen.

Wie wird das Problem behandelt? In der akuten Phase kann eine Bandscheibenvorwölbung starke und beängstigende Schmerzen und deutliche Bewegungseinschränkungen verursachen. Die Symptome klingen jedoch in der Regel innerhalb weniger Tage ab. Eine Protrusion ist wie ein verstauchter Knöchel: Es schmerzt zunächst ein paar Tage lang, der Schmerz lässt aber erstaunlich schnell nach. Wissenschaftliche Studien haben interessanterweise gezeigt, dass die beste Behandlung einer akuten Vorwölbung Zeit ist. Es scheint, dass kein Medikament oder keine Therapie besser ist, als Zeit verstreichen zu lassen. Bildgebende Verfahren sind zum Beispiel nicht erforderlich.

Die beste Behandlung einer Bandscheibenvorwölbung besteht darin, Ruhe zu bewahren und abzuwarten, bis sich die Symptome bessern. Es ist ratsam, den Rücken innerhalb der Schmerzgrenzen zu bewegen, spazieren zu gehen und sich ein paar Tage lang auszuruhen. Das Wichtigste ist, dass Sie versuchen, aktiv zu bleiben, und Sie sollten nicht länger als ein paar Tage oder höchstens eine Woche der Arbeit fernbleiben. Es ist hingegen keine gute Idee, sich auf das Sofa zu legen und nur abzuwarten. Wenn sich die Symptome nicht bessern, können Sie einen Physiotherapeuten, Chiropraktiker oder Osteopathen aufsuchen. Diese können Ihren Rücken entspannen und bearbeiten, um die Schmerzen zu lindern und die Beweglichkeit zu verbessern.

Akute Schmerzen werden mit Massage und manueller Therapie behandelt. Spätestens nach etwa einem Monat müssen Sie mit dem Training beginnen. Es kann ein paar Wochen dauern, bis die Rückenbeschwerden abklingen. Bei etwa 10% der Patienten können die Symptome länger andauern; sind es mehr als drei Monate, spricht man von chronischen Rückenschmerzen. Die Behandlung langanhaltender Rückenschmerzen erfordert einen multidisziplinären Ansatz, das heißt eine Zusammenarbeit eines Arztes mit einem Psychologen und verschiedenen Therapeuten.

Kann das Problem verhindert werden? Bewegung ist der beste Weg, Rückenschmerzen vorzubeugen. Stärken Sie Ihre Rücken- und Rumpfmuskulatur und erhalten Sie Ihre Beweglichkeit – auch in den Hüften. Gute Bewegungsformen sind Gehen, Joggen, Nordic Walking, Skifahren, Fitnesstraining und verschiedene Gymnastikkurse.

Worum könnte es sich sonst handeln? Eine Blockierung des Rückens, also die Blockade der kleinen Wirbelgelenke (Facettengelenke), kann einem Bandscheibenvorfall ähneln. Wenn der Rückenschmerz in die unteren Extremitäten ausstrahlt – und vor allem, wenn eine Gefühlsstörung auftritt – , handelt es sich um einen Ischias.

Ischias oder ins Bein ausstrahlende Schmerzen (Radikulopathie)

Was ist das und woran erkennen Sie eine Ischämie? Ischiasschmerzen, auch Ischialgie genannt, werden durch Reizung, Kompression oder Entzündung der Nervenwurzel zwischen zwei Rückenwirbeln hervorgerufen. Ursache ist meistens ein Bandscheibenvorfall, der Druck auf eine Nervenwurzel, den Ischiasnerv, ausübt und zu einer Entzündung führt. Zu den Symptomen gehören ins Bein ausstrahlende Schmerzen. Die Schmerzen können sehr unangenehm sein und von Taubheitsgefühlen und Muskelschwund begleitet werden. Es können auch in den Arm ausstrahlende Schmerzen auftreten. Wenn sie mit einem Gefühlsverlust einhergehen, spricht man von einer Radikulopathie.

Eine Ischialgie ist ein sehr dramatischer Zustand, ähnlich wie ein Hexenschuss. Die Genesung kann zwischen einigen Wochen und sechs Monate dauern, aber die Prognose ist gut. In den meisten Fällen geht ein Ischias mit der Zeit wieder vorbei. Etwa jeder zwanzigste Patient mit Rücken- und Nackenschmerzen leidet unter Ischiasbeschwerden.

Ist es etwas Gefährliches? Obwohl die Schmerzen im Anfangsstadium oft stark sind, wird ein Ischias selten gefährlich. In diesem Fall wölbt sich die Bandscheibe weiter in den Wirbelsäulenkanal vor. Zu den Symptomen gehören Schwierigkeiten beim Wasserlassen und Stuhlgang sowie Gefühlsstörungen im Anal- und Genitalbereich. Die Behandlung ist eine dringende Notoperation.

Wie wird das Problem behandelt? Die Erkrankung erfordert einen Arztbesuch, manchmal ist auch eine MRT-Untersuchung erforderlich. Die Schmerzen sind in der Regel so stark, dass der Arzt entweder entzündungshemmende oder nervenschmerzlindernde Medikamente verschreibt.

Neben der medikamentösen Behandlung können Ischiasbeschwerden auch mit Chiropraktik und Physiotherapie behandelt werden. Ein Chiropraktiker, Osteopath oder Physiotherapeut kann versuchen, den Rücken zu dehnen, um Platz für einen eingeklemmten Nerv zu machen. Auch die Muskelverspannungen lösen, die typischerweise mit Ischias einhergehen. Kälte oder Wärmetherapie kann ebenfalls ein wenig helfen. Auch eine Reihe von Rheumasalben, die in der Apotheke erhältlich sind, können zur Schmerzlinderung beitragen.

Die Genesung von Ischiasbeschwerden ist sehr individuell. Mit viel Glück verschwindet ein Ischias innerhalb eines Monats, die Genesung kann aber auch bis zu sechs Monate dauern. Bei den meisten Menschen heilt der Zustand ohne Operation durch chiropraktische Behandlung oder Physiotherapie und Medikamente. Wenn in den ersten Monaten keine Besserung eintritt, kann eine Operation die einzige Option sein. Dabei wird der Nerv aus seiner Verengung befreit. Ein chirurgischer Eingriff ist dann nötig, wenn das Ischiasleiden lähmende Schmerzen und Mobilitätsprobleme verursacht. Eine Operation sollte jedoch nicht überstürzt werden, denn Zeit ist ein Wundermittel gegen Ischias.

Was können Sie selbst gegen das Problem tun? In der akuten Phase können Medikamente helfen. Das Wichtigste ist, zumindest anfangs, sich auszuruhen und gute Körperhaltungen zu finden, welche die Schmerzen lindern. Eine geeignete Position ist das Liegen auf der Seite oder auf dem Bauch. Es lohnt sich, auszuprobieren, womit Sie sich besser fühlen. Spazierengehen tut auch gut, es sei denn, der Rücken verkrampft sich.

Kann das Problem verhindert werden? Es ist schwer zu sagen, wer ein Ischiasproblem erleidet und warum. Die Ursachen können denen des Hexenschusses ähnlich sein, also ein Bandscheibenproblem, eine Überbeweglichkeit der Wirbelsäule oder häufig kommt es vor, dass in den Tagen vor dem Ischias etwas passiert ist, das den Rücken beeinträchtigt hat. Vielleicht haben Sie zum Beispiel schwere Gegenstände gehoben oder einen langen Tag mit Gartenarbeit verbracht. Die beste Vorbeugung gegen Ischiasbeschwerden besteht darin, die Beweglichkeit des Rückens und die Muskelkraft zu erhalten. So kann sich der Rücken an ein breites Spektrum von Reizen gewöhnen und wird nicht durch unerwartete Bewegungen aufgeschreckt. Gruppenturnen, Fitnessübungen, Laufen und Gymnastik jeglicher Art sind alles gute Aktivitäten.

Worum könnte es sich sonst handeln? Die Diagnose von ausstrahlenden Schmerzen kann manchmal schwierig sein. In der Tat können Ischiasbeschwerden auch viele andere Ursachen haben. Es kann sich zum Beispiel um das Piriformis-Syndrom (S. 113) handeln, bei dem der Ischiasnerv unter einem Muskel tief im Gesäß eingeklemmt wird, wenn der Muskel stark angespannt ist. Auch andere tiefe Gesäßmuskeln können so angespannt sein, dass Triggerpunkte entstehen, die in den unteren Rücken ausstrahlen. Darüber hinaus können kleine Wirbelgelenke blockiert werden und ausstrahlende Schmerzen verursachen.

Morbus Bechterew (Spondylitis ankylosans), Bandscheibenvorfall, Ischias, Piriformis-Syndrom und Fasziitis können alle ähnliche

Symptome aufweisen. Auch das Iliosakralgelenk (SI-Gelenk) kann blockiert werden und ins Bein ausstrahlen. Um die Sache noch komplexer zu machen, kann der Arzt bei all diesen Erkrankungen auch einen Hexenschuss, eine Lumbalgie oder ein Lumbalsyndrom feststellen. Neurologische Symptome, also Taubheit und Schwäche, werden nur durch »echte« Ischiasbeschwerden verursacht. Der Name Ischias rührt daher, dass etwas auf den Ischiasnerv drückt, das Problem kann aber auch in einer anderen Nervenwurzel stecken. In den oberen Extremitäten kann es zu ausstrahlenden Schmerzen kommen, wenn die Nerven zwischen dem 6. und 7. Halswirbel eingeklemmt sind. Dies wird dann als zervikales radikuläres Syndrom bezeichnet.

Spezifische persistierende Rückenschmerzen

Von chronischen Rückenschmerzen sprechen wir, wenn die Schmerzen schon länger als 3 Monate persistieren (anhalten). Es wird also zwischen akuten (bis 6 Wochen), subakuten (6–12 Wochen) und chronischen Schmerzen (über 3 Monate andauernd) unterschieden. Alle chronischen Schmerzen waren anfangs also selbstverständlich akut. Jeder akute Schmerz kann chronifizieren. Das ist aber nur bei 10 % tatsächlich auch der Fall.

Ursache für chronische Rückenschmerzen sind oftmals Fehlhaltungen. Haltungsbedingte Rückenschmerzen sind daran zu erkennen, dass der Rücken beim Sitzen, Stehen oder Gehen in einer bestimmten Position oder bei einer bestimmten Tätigkeit schmerzt. Die Schmerzen treten jedoch in der Regel nicht bei körperlicher Betätigung auf. Haltungsbedingte Rückenschmerzen strahlen nicht in den Rest des Körpers aus, sondern bleiben im Rücken. Der Schmerz fühlt sich »ermüdend« an, als ob der Rücken nicht stark genug wäre oder kurz vor dem Zusammenbruch stünde. Haltungsänderung und Bewegung helfen, die Schmerzen zu lindern.

Ausstrahlende Rückenschmerzen – »Ischias«

Ischiasschmerzen, auch Ischialgie genannt, werden durch Reizung, Kompression oder Entzündung der Nervenwurzel zwischen den Rückenwirbeln verursacht. Die häufigste Ursache ist ein Bandscheibenvorfall, der Druck auf eine Nervenwurzel, den Ischiasnerv, ausübt und zu einer Entzündung führt. Zu den Symptomen gehören ins Bein ausstrahlende Schmerzen. Die Schmerzen können sehr unangenehm sein und von Taubheitsgefühlen und Muskelschwund begleitet werden. Es können auch in den Arm ausstrahlende Schmerzen auftreten. Wenn sie mit einem Gefühlsverlust einhergehen, spricht man von einer Radikulopathie.

Ischias ist eine häufige Form von chronischen Rückenschmerzen. Das Verhalten der Beschwerden, wie Sie sie erkennen, ob sie gefährlich sind und was Sie gegen die Schmerzen tun können, wurde im vorherigen Kapitel erklärt, denn zunächst einmal tritt der Ischias als Form der akuten Rückenschmerzen auf, bevor er chronisch wird.

80 % dieser Beschwerden werden mit der Zeit verschwinden. Das kann allerdings 6–12 Monate dauern. In diesen Fällen ist es ratsam, zu einem Therapeuten zu gehen (Physiotherapie, Chiropraktik, Osteopathie).

Häufig sind die Beschwerden aber auch »pseudoradikulär«, das heißt, dass die Ursache der Schmerzen ein verkrampfter Muskel oder ein Gelenk ist, der bzw. das ebenfalls ausstrahlende Schmerzen verursachen kann. Diese sind einfach zu therapieren.

Entzündliche Rückenschmerzen

Was ist das und woran erkennen Sie entzündliche Rückenschmerzen? Ein medizinischer Grund für chronische Rückenschmerzen kann eine Entzündung sein. Entzündliche Rückenschmerzen sind recht selten und treten meist im Zusammenhang mit einer bestimmten rheumatischen Erkrankung auf, namentlich Morbus Bechterew. Das Verhalten dieser Rückenschmerzen ist immer gleich: morgens treten Schmerzen im Rücken auf, oft verbunden mit Steifigkeit. Im Laufe des Tages bessern sich die Beschwerden, abends sind manchmal kaum noch Schmerzen zu spüren. Entzündliche Rückenschmerzen betreffen eher jüngere Leute unter 40 Jahren. Etwa einer von 100 Rückenpatienten hat dieses Problem. Entzündliche Rückenschmerzen sind also selten, werden aber auch relativ häufig übersehen und es kann Jahre dauern, bis man die richtige Diagnose hat.

Wie entstehen entzündliche Rückenschmerzen? Es handelt sich um eine rheumatische Krankheit. Rheumatische Erkrankungen sind sogenannte Autoimmunkrankheiten, bei denen die körpereigene Abwehrkraft eine abnormale Reaktion hervorruft und Entzündung verursacht. Der Zustand ist nicht heilbar, aber die Beschwerden können medikamentös gelindert werden.

Wie wird das Problem behandelt? Personen mit einer rheumatologisch festgestellten entzündlichen Erkrankung brauchen eine vom Arzt verordnete Basismedikation. Es ist wichtig, die Kondition und Beweglichkeit mit Gymnastik und Übungen aufrechtzuerhalten. Allerdings »heilen« die Übungen nicht (im Gegensatz zu unspezifischen Schmerzen, bei denen die Übungen die Schmerzen komplett beheben können), sie lindern aber die Beschwerden.

Wann sollten Sie zum Arzt? Wenn die Rückenschmerzen zum Muster gehören »immer morgens Rückenweh und Steifigkeit und das seit Monaten«, muss die Möglichkeit, ein entzündliches Rückenproblem zu haben, durch einen Arzt abgeklärt werden. Dazu werden Blutproben zu sogenannten rheumatischen Faktoren untersucht. Häufig ist auch eine MRT-Untersuchung nötig.

Tumorbedingte Rückenschmerzen

Was ist das und woran erkennen Sie tumorbedingte Rückenschmerzen? Tumore treten selten im Bereich des Rückens bzw. der Wirbelsäule auf. Wenn Sie allerdings an Krebs erkrankt sind und dieser Metastasen gebildet hat, können diese auch in der Rückenregion zu finden sein. In diesem Falle sollten Sie auftretende Rückenschmerzen auf jeden Fall von Ihrem behandelnden Arzt untersuchen lassen.

Tumorbedingte Rückenschmerzen haben ein ganz eigenes Verhaltensmuster. Sie verursachen Ruheschmerzen. Typisch sind vor allem Nachtschmerzen, die tagsüber gänzlich fehlen oder deutlich weniger schlimm sind. Die Schmerzen sind mechanisch, sie werden also nicht von Bewegungen und Haltungen provoziert.

Wie entstehen tumorbedingte Rückenschmerzen? Primärtumoren sind sehr selten im Rücken. Personen, die bereits an Krebs erkrankt waren, haben allerdings ein erhöhtes Risiko für Metastasen in der Wirbelsäule. Vor allem gefährdet sind Personen, die bereits Brustkrebs, Lungenkrebs oder Prostatakrebs hatten. Sie müssen hellhörig werden, falls sie Rückenschmerzen entwickeln, die sich in Ruhe manifestieren, also vor allem nachts auftreten. Tumorbedingte Rückenschmerzen sind allerdings sehr selten. Sie betreffen weniger als eine von 1000 rückenschmerzgeplagten Personen.

Wann sollten Sie zum Arzt? Tumorbedingte Schmerzen müssen immer ärztlich abgeklärt und behandelt werden. Das bedeutet, dass Personen, die bereits einen Tumor oder Krebs hatten und dazu noch Rückenschmerzen entwickeln, sich ärztlich untersuchen lassen müssen. Zu den Untersuchungen gehören Blutproben und radiologische Untersuchungen.

Das Wichtigste ist die Abklärung der Ursache. Für die Behandlung ist der zuständige Arzt verantwortlich. Training und Übungen sind sehr wichtig, um die Kondition aufrechtzuerhalten.

Spinalkanalstenose

Was ist das und woran erkennen Sie eine Verengung des Rückenmarks? Verengtes Rückenmark, also eine Spinalkanalstenose, ist ein häufiger Befund bei Leuten im Rentenalter. Fast alle über 70-Jährigen weisen im MRT eine Verengung des Rückenmarks auf. Wichtig ist hier das klinische Verhalten der Beschwerden: Wenn Sie Probleme haben, längere Strecken zurückzulegen oder gar nach 200 Metern eine Pause einlegen müssen, in der Sie sich kurz hinsetzen oder bücken und strecken müssen, könnte es sich um eine Stenose handeln. Wenn Sie über 60 Jahre alt sind und die Beschwerden allmählich immer schlimmer geworden sind, spricht auch das für eine Stenose.

Wenn Sie beim Gehen allerdings keinerlei Probleme haben, Ihr Rücken aber trotzdem schmerzt und auf dem MRT eine Verengung zu sehen ist, so ist diese nicht die Ursache für die Schmerzen. Hier müssen Sie ein bisschen vorsichtig sein, denn der ein oder andere Arzt wird hier die Empfehlung für eine Operation aussprechen, die gar nicht notwendig ist.

Wie entsteht eine Spinalkanalstenose? Am häufigsten ist der Grund eine Degeneration, also Abnutzung. Diese Abnutzung ist aber ganz normal, denn die Bandscheiben werden über die Jahre immer schmäler und die Wirbelkörper nähern sich. Die Bänder innerhalb des Rückenmarkkanals, zwischen den einzelnen Wirbeln, bilden »Würste« und beginnen, am Rückenmark zu drücken. Wie gesagt, diese Abnutzung ist vollkommen normal, so, wie jeder früher oder später auch graue Haare bekommt. Beides gehört zum Altern dazu. Bei manchen Leuten erfolgen diese Veränderungen jedoch schneller und können dann Beschwerden verursachen.

Wie wird das Problem behandelt? Das wichtigste sind Gymnastik und Übungen. Die Muskulatur muss kräftig gehalten bzw. gekräftigt werden, um den Rücken zu stabilisieren. Der Rücken braucht zudem Beweglichkeit. In den meisten Fällen helfen die Übungen, die Sie in der Physiotherapie lernen. Es gilt, immer dranzubleiben. Sie sollten mindestens dreimal in der Woche eine halbe Stunde üben. Radfahren ist ebenfalls gut, ebenso Rudern. Laufen sollte geübt werden, aber die typischen Beschwerden beim Laufen sollen nicht provoziert werden.

Wenn sich die Beschwerden mit Physiotherapie und Übungen nach etwa 6 Monaten nicht bessern, ist eine Operation eine Möglichkeit. Bei der Operation wird der Wirbelkanal erweitert, sodass das Rückenmark wieder Platz hat. Häufig werden zwei oder mehrere Wirbel zusammengeschraubt. Das macht den Rücken stabil, aber auch steif.

Wissenschaftliche Studien zeigen für Physiotherapie und Operation ähnliche Resultate. Langzeitresultate von Operationen sind nicht unbedingt gut. Die Nachbarwirbel der versteiften Wirbel kompensieren häufig die fehlende Bewegung und machen mit der Zeit dann ebenfalls Probleme. Ich äußere an dieser Stelle meine Vermutung, dass in westlichen Ländern – vor allem in Deutschland, den USA und der Schweiz – viel zu viel und auch viel zu früh operiert wird. Die Versteifung des Rückens wegen Spinalkanalstenose ist die allerhäufigste Rückenoperation. In den USA ist es die teuerste Einzelmaßnahme des gesamten Gesundheitssystems (weil die OP teuer ist und so häufig durchgeführt wird). Wenn ein Chirurg eine Rückenoperation vorschlägt, lohnt es sich, eine zweite Meinung einzuholen.

Wann sollten Sie zum Arzt? Wenn Sie zu der oben beschriebenen Gruppe gehören, sollten Sie die Beschwerden ärztlich abklären lassen. Aber machen Sie sich auch nicht zu viele Sorgen. Alle in Ihrem Alter haben dieselben Beschwerden. Wenn allerdings Lähmungserscheinungen oder Taubheit auftreten oder Sie Probleme beim Wasserlassen oder Stuhlgang haben, ist die Lage ernstzunehmen. In allen anderen Fällen ist die Lage meist nicht so schlimm. In den meisten Fällen können Sie mit Übungen und Therapie sehr viel erreichen und eine Operation vermeiden oder noch lange aufschieben.

Unspezifische gutartige Rückenschmerzen

Der Großteil der Rückenschmerzen, nämlich 90–95 %, sind unspezifische Rückenschmerzen. Das bedeutet, dass es medizinische Erklärung bzw. Ursache für die Schmerzen gibt, also keinen Strukturschaden oder keine Erkrankung. Auch wenn der Fachbegriff »unspezifische Rückenschmerzen« lautet, so finde ich »gutartige Rückenschmerzen« etwas geeigneter, da man sofort erkennt, dass es sich um Beschwerden handelt, bei denen man sich keine Sorgen machen muss.

Rückenschmerzen mit Steifigkeit – ein mechanisches Problem

Mechanische Rückenschmerzen mit Bewegungseinschränkung sind häufig. Etwa jedes dritte Rückenschmerzproblem gehört zu dieser Gruppe. Die Schmerzen sind meist harmlos, aber natürlich lästig. Hier können Sie sich aber selbst viel Gutes tun und selbst aktiv gegen Ihre Schmerzen und Beschwerden vorgehen – wie, das zeige ich Ihnen im Praxisteil dieses Buches.

Mechanische Schmerzen, die mit Steifigkeit einhergehen, erkennen Sie meist daran, dass die Schmerzen nicht ausstrahlen, sondern lokal angesiedelt sind. Sollten die Schmerzen doch etwas ausstrahlen, so gehen sie aber nicht mit Taubheitsgefühlen oder Kraftverlust einher. Ausführlicher gehe ich auf dieses Thema im Kapitel »Mechanische Schmerzen sind leicht zu erkennen und zu behandeln« (S. 26) ein.

Wenn mechanische Schmerzen ausstrahlen, redet man von pseudoradikulären Schmerzen. Das bedeutet, dass sich das Beschwerdebild so äußert, als ginge es von einem Nerv aus. Die pseudoradikuläre Symptomatik beschreibt unspezifische Schmerzen, die lokal begrenzt sind und einseitig in einen Arm oder ein Bein ausstrahlen. Der Spinalnerv selbst ist aber nicht betroffen. Verkrampfte Muskeln können Triggerpunkte verursachen, die ebenfalls gerne ausstrahlen. Die kleinen Wirbelgelenke (Facettengelenke) oder das Iliosakralgelenk können blockiert sein und ebenfalls Schmerz ins Bein oder Gesäß ausstrahlen.

Mechanische Rückenschmerzen können durch Manuelle Therapie, Physiotherapie, Chiropraktik oder Osteopathie gut behandelt werden.

Posturale (haltungsbedingte) Rückenschmerzen

Was ist das und woran erkennen Sie Haltungsschäden im Rücken? Haltungsbedingte Rückenschmerzen sind ein sehr häufiges Leiden. Jeder zweite Mensch hat irgendwann einmal Haltungsschmerzen. Wie der Name schon sagt, ist die Erkrankung daran zu erkennen, dass der Rücken beim Sitzen, Stehen oder Gehen in einer bestimmten Position oder bei einer bestimmten Tätigkeit schmerzt. Die Schmerzen treten jedoch in der Regel nicht bei körperlicher Betätigung auf.

Haltungsbedingte Rückenschmerzen strahlen nicht in den Rest des Körpers aus, sondern bleiben im Rücken. Der Schmerz fühlt sich »ermüdend« an, als ob der Rücken nicht stark genug ist oder kurz vor dem Zusammenbruch steht. Haltungsänderung und Bewegung helfen, die Schmerzen zu lindern.

Haltungsbedingte Rückenschmerzen bessern sich nicht von allein. Da die Schmerzen und Beschwerden relativ gering sind, unternehmen Viele jedoch nichts dagegen. Aus diesem Grund leiden Viele über Jahre hinweg unter posturalen Rückenschmerzen.

Ist es etwas Gefährliches? Haltungsbedingte Rückenschmerzen sind immer gutartig, das heißt, sie sind nichts Ernstes. Ihr Arzt verwendet unter Umständen die Bezeichnungen Lumbalgie und Lumbago (Rückenschmerzen) oder lumbovertebrales Syndrom und Lumbovertebralsyndrom (auch Rückenschmerzen).

Wie wird das Problem behandelt? Haltungsbedingte Rückenschmerzen sind leicht zu erkennen und zu behandeln. Ein Arztbesuch ist nicht erforderlich, da der Arzt lediglich feststellen kann, dass es eben keine ernstzunehmende Erkrankung ist. Therapeutische Übungen werden in der Regel nicht von einem Arzt angeleitet, hierfür gibt es Physiotherapeuten.

Die Erkrankung erfordert auch keine Medikamente, medizinischen Tests oder bildgebende Verfahren. Röntgenaufnahmen und MRT-Scans zeigen wahrscheinlich Befunde wie Abnutzungen, die nichts mit der Erkrankung zu tun haben und an sich nicht aussagekräftig sind.

Die richtige Anlaufstelle ist eine Therapie. Fast jeder Physiotherapeut kann Ihnen Ratschläge zur Behandlung von Haltungsschäden im Rücken geben. Die wirksame Behandlung besteht darin, die Haltung des Körpers zu korrigieren und die Muskeln zu stärken, die die Haltung aufrechterhalten.

Kann das Problem verhindert werden? Das beste Mittel gegen Haltungsschäden im Rücken ist, den Rücken in Form zu halten. Sportarten, die die Haltungsmuskulatur trainieren, beugen auch Haltungsrückenschmerzen vor. Dazu gehören Laufen, Leichtathletik und Fitnesstraining. Vor allem Gewichtheben und das Training mit Gewichten, z. B. Kurzhanteln, sind sehr gute Präventionsmaßnahmen.

Die Gelenke von Menschen mit posturalen Rückenschmerzen sind oft sehr beweglich und benötigen daher eine gute Stützmuskulatur. Haltungsbedingte Rückenschmerzen treten nämlich relativ häufig bei ehemaligen Sportlern auf, die von klein auf bewegungsintensive Sportarten wie Schwimmen, Turnen und Kampfsport ausgeübt haben. Wenn sie mit dem Sport aufhören und ihre Muskeln nicht mehr trainieren, stützen die Muskeln die übermäßig beweglichen Gelenke nicht mehr und der Körper kann Haltungsschmerzen im Rücken entwickeln.

Worum könnte es sich sonst handeln? Haltungsbedingte Rückenschmerzen an sich schränken die Bewegung des Rückens nicht ein. Wenn die Beweglichkeit des Rückens allerdings stark eingeschränkt ist, kann es sich um ein Bandscheibenleiden handeln. Bei Bandscheibenschmerzen sind die Schmerzen stärker und die Bewegungen eingeschränkter als bei posturalen Rückenschmerzen.

Haltungsbedingte Rückenschmerzen strahlen nicht in die Gliedmaßen aus. Wenn dies der Fall ist, kann es sich um einen Ischias handeln. Bei Beckengelenksbeschwerden sind die Schmerzen im unteren Bereich des Gesäßes angesiedelt, können aber auch teilweise auf die Körperhaltung zurückzuführen sein, insbesondere bei jungen Frauen und frischgebackenen Müttern.

Haltungsschmerzen sind nicht akut, da sie sich allmählich entwickeln. Manchmal verursachen übermäßig bewegliche Gelenke und eine schlechte Kontrolle des Rückens zunächst Haltungsschmerzen und führen bei längerer Dauer zu akuten Schmerzen, wie z. B. einer Bandscheibenerkrankung.

Muskuläre Rückenschmerzen (Myalgie)

Was ist das und woran erkennen Sie muskulär bedingte Rückenschmerzen? Muskuläre Rückenschmerzen sind ein sehr häufiges Problem. Sie treten typischerweise auf, wenn Sie etwas tun, woran Ihr Körper nicht gewöhnt ist. So können beispielsweise Umzüge, Renovierungsarbeiten oder Gartenarbeit Rückenschmerzen verursachen. Auch Sport kann muskulär bedingte Rückenschmerzen verursachen. Die Schmerzen verschwinden in der Regel nach ein paar Wochen.

Bei muskulären Rückenschmerzen ist die Beweglichkeit des Rückens zwar nicht eingeschränkt, aber die Bewegungen können leicht steif sein, und es können auch Schmerzen in Ruhe auftreten. Der Schmerz kann sogar leicht in den unteren Rücken ausstrahlen, aber muskelbasierte Rückenschmerzen verursachen keinen Gefühlsverlust, keine Muskelschwäche und kein Kribbeln, das bei Ischias auftritt.

Ist es etwas Gefährliches? Muskelbedingte Rückenschmerzen sind nicht gefährlich, obwohl sie manchmal schwerwiegend sein können. Ihr Arzt kann den Zustand Lumbalgie oder Lumbago (Rückenschmerzen/Hexenschuss) oder auch Lumbovertebralsyndrom (ebenfalls Rückenschmerzen) nennen.

Wie wird das Problem behandelt? Die beste Behandlung für muskulär bedingte Rückenschmerzen ist eine Massage. In den meisten Fällen kann ein Massagetherapeut

Ihren Rücken in nur wenigen Sitzungen wieder in Form bringen. Manchmal ist auch eine Triggerpunkttherapie erforderlich. Ein Triggerpunkt ist ein Schmerzpunkt in einem Muskel oder ein lokalisierter Muskelknotenpunkt. Es kann sich wie eine kleine Erbse oder Beule im Muskel anfühlen. Der Begriff »Trigger« leitet sich von der Tatsache ab, dass der Schmerz durch Druck auf den Punkt ausgelöst werden kann. Triggerpunkte werden von vielen Massagetherapeuten, aber auch von Physiotherapeuten, Chiropraktikern, Osteopathen und Naturheilern behandelt. Die Behandlung von Triggerpunkten ist ab und an schmerzhaft, aber bereits nach drei bis vier Sitzungen sollten gute Ergebnisse erzielt werden. Wenn das Problem weiterhin besteht, sollten Sie Ihr muskuläres Gleichgewicht genauer unter die Lupe nehmen.

Auch Medikamente können bis zu einem gewissen Grad bei muskulär bedingten Rückenschmerzen helfen, langfristig sind sie jedoch wirkungslos. Ein Arzt muss nicht aufgesucht werden, da er nur Schmerzmittel verschreiben kann, die ohnehin in der Apotheke erhältlich sind. Schlimmstenfalls schickt der Arzt Sie zu einer MRT-Untersuchung, bei der wer weiß, welches Leiden zum Vorschein kommt – meist ohne jeglichen Grund.

Was können Sie selbst gegen das Problem tun? Schmerzgele können beispielsweise zur Selbstbehandlung von muskulären Rückenschmerzen eingesetzt werden. Bei ständiger sportlicher Überbeanspruchung hält dieses Training die Muskeln überaktiv. In diesem Fall lohnt es sich, zu analysieren, ob die eigene Technik eventuell Mängel aufweist.

Manche Menschen haben von Natur aus angespannte und überaktive Muskeln. Häufig ist das bei Spitzensportlern der Fall, die immer die Besten sein wollen. Infolgedessen ist der Rücken fast immer verspannt und die Muskulatur schmerzt. Deshalb sollte ein «Überflieger« Entspannungsübungen und die Zwerchfellatmung ausprobieren und einfach mal die Seele baumeln lassen. Körperlich und geistig entspannende Aktivitäten sind gut für eine verspannte Rückenmuskulatur. Beispiele dafür sind Stretching, Yoga und Schwimmen. Sauna und warme Bäder sind ebenfalls entspannend.

Kann das Problem verhindert werden? Theoretisch kann man muskelbedingten Rückenschmerzen vorbeugen, aber niemand tut es. Ausreichende körperliche Aktivität und die Aufrechterhaltung von Muskelkraft und Beweglichkeit sind wichtig. Wer unter Stress leidet, sollte lernen, sich zu entspannen – was natürlich leichter gesagt ist als getan.

Worum könnte es sich sonst handeln? Triggerpunkte, also schmerzhafte, eingeklemmte Punkte in den Muskeln, können auch in die Gliedmaßen ausstrahlen und wie ein Ischias aussehen. Ischiasschmerzen sind jedoch deutlich stärker als muskelbedingte Rückenschmerzen und machen zum Beispiel das Laufen fast unmöglich.

Muskelbedingte Rückenschmerzen schränken die Beweglichkeit des Rückens in der Regel nicht ein. Wenn es Probleme mit der Beweglichkeit gibt, kann es sich um ein Problem mit den Bandscheiben handeln.

Wenn Ihr Rücken nur in bestimmten Positionen schmerzt, nicht aber bei körperlicher Anstrengung, handelt es sich vermutlich um haltungsbedingte Rückenschmerzen. Sie werden häufig mit muskulären Rückenschmerzen verwechselt. Bei muskulär be-

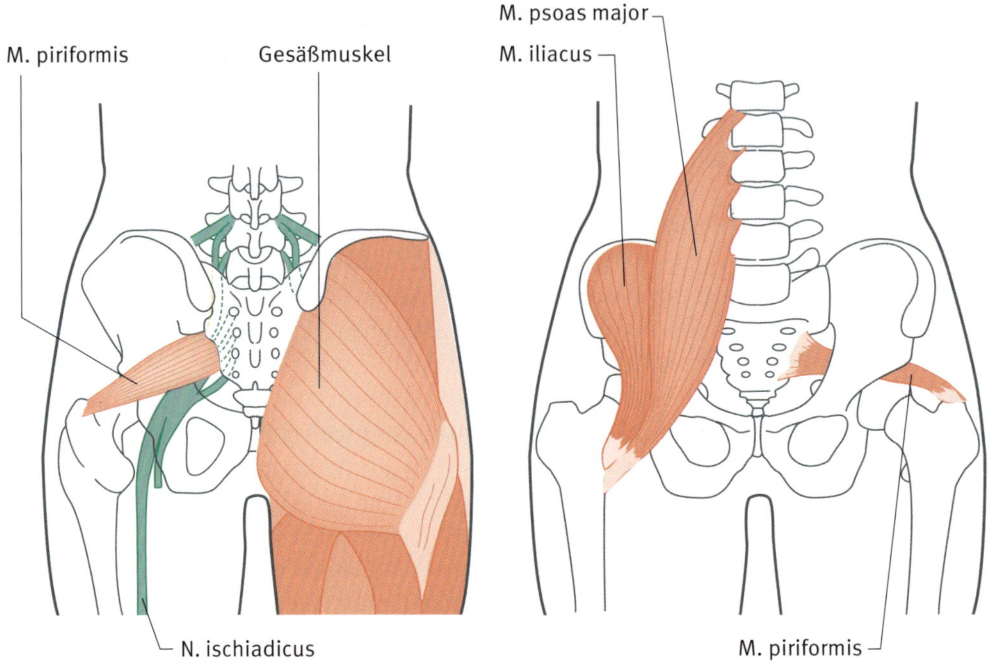

▲ M. piriformis und M. iliopsoas

dingten Rückenschmerzen verschwinden die Schmerzen bereits nach wenigen Massagen vollständig. Bei haltungsbedingten Rückenschmerzen hilft die Massage nur für kurze Zeit. Die Massage regt die Durchblutung an, aber der Schmerz kehrt zurück, wenn die Wirkung der Massage nachlässt.

Rückenschmerzen aufgrund anderer Ursachen

Beckengürtelschmerzen

Es kommt recht häufig vor, dass Rückenschmerzen mit Beschwerden verwechselt werden, die eigentlich eher im Beckenraum angesiedelt sind. Wenn Rückenschmerzpatienten zeigen sollen, in welchem Bereich sie Schmerzen verspüren, zeigen sie meist auf einen Bereich im Rücken. Oftmals passiert es aber auch, dass Patienten angeben, Rückenschmerzen zu haben, wenn sie die schmerzende Region aber aufzeigen sollen, fassen sie eher an ihr Gesäß oder Becken.

Für die Behandlung der Schmerzen ist es jedenfalls wichtig, diese genau zu lokalisieren. Treten sie am Rücken oder eher am Gesäß auf? Oder vielleicht sowohl als auch? Wenn sowohl Rücken als auch Gesäßregion schmerzen, kann durchaus der Rücken das eigentliche Problem sein, wobei die Rückenschmerzen in die Gesäß-/Beckenregion ausstrahlen – ähnlich wie beim Ischias. Treten die Schmerzen allerdings nur im Gesäß auf, liegt das Problem auch nicht im Rücken. Etwa ein Fünftel der Rückenbeschwerden werden gar nicht vom Rücken »verursacht«, sondern werden eher vom Beckengelenk (Iliosakralgelenk, kurz ISG) oder Gesäßmuskel (sogenanntes Piriformis-Syndrom) verursacht. Es kann aber auch sein, dass das Problem eigentlich sogar eher in der Hüfte liegt, dabei kann es sich um ein Sehnenproblem (seitlich an der Hüfte) oder Problem des Hüftgelenks (eher vorne an der Leiste) handeln.

Manchmal bereiten auch muskuläre Schmerzen Probleme in der Lenden-Becken-Hüft-Region. Schuld ist hierbei oftmals der tiefe Gesäßmuskel, der M. piriformis. Und auch der M. iliopsoas kann Beschwerden verursachen. Er kann verspannt sein und sogenannte Triggerpunkte aufweisen und damit entweder Rückenschmerzen, Beckenschmerzen oder Hüftschmerzen verursachen.

Piriformis-Syndrom

Bei Ischiasschmerzen ist manchmal die Gesäßmuskulatur verspannt. Dabei drückt der Piriformis-Muskel auf den Ischiasnerv. Die wenigsten Menschen kommen aber auf die Idee, dass Rückenschmerzen vom Po »verursacht« werden. Dieses Phänomen nennt sich Piriformis-Syndrom.

Leider wird es von den meisten Ärzten allerdings nicht erkannt, denn Orthopäden und Neurochirurgen nutzen zur Diagnose vor allem bildgebende Verfahren – verspannte Muskeln sind auf Röntgenbildern und MRT-Aufnahmen aber gar nicht zu erkennen. Stattdessen aber beispielsweise Bandscheibenvorfälle. Das führt zu vielen Fehldiagnosen. Denn Bandscheibenvorfälle verursachen bei der Hälfte der Menschen keinerlei Rückenschmerzen. So kommt es, dass Patienten, deren Problem eigentlich in der Gesäßmuskulatur liegt, an der Wirbelsäule operiert werden.

Das Piriformis-Syndrom verursacht oft die besonders unangenehme Ischialgie: Schmerzen, die von einem gereizten Ischiasnerv ausgehen. Sie strahlen von der Hüfte ins Bein aus und machen oft jeden Schritt zur Qual. Der Ischiasnerv läuft dicht am Piriformis, dem birnenförmigen Muskel, vorbei. Wenn dieser verspannt ist, kann er den Nerv quetschen. Das kommt besonders häufig bei Leuten vor, bei denen der Ischiasnerv im Beckenbereich verzweigt. Aber auch wenn keine solche Anomalie vorliegt, kann die Gesäßmuskulatur ausstrahlende Schmerzen verursachen.

Iliopsoas

Der große Lendenmuskel besteht aus dem M. psoas major und dem M. iliacus. Viele Rückenschmerzen sind oft »unspezifisch«, das bedeutet: Eine klare Ursache ist nicht auszumachen. Um dem Schmerz ein Ende zu setzen, besuchen immer mehr Leute Yoga- und Pilateskurse. Dort hören sie vom Iliopsoas oder Psoas, dem großen Lendenmuskel. Er ist zweigeteilt, rund vier Zentimeter dick und verbindet Ober- und Unterkörper. Der Muskel ist bei den meisten von uns verkürzt, weil wir zu viel sitzen. Das führt zum »Kreuz mit dem Kreuz«. Tatsächlich liegt der Psoas im Kreuz. Er verläuft von den Lendenwirbeln her durch das Becken und haftet vorne am Oberschenkelknochen an. Er stabilisiert das Becken und ist unerlässlich für den aufrechten Gang. Ein zu straffer oder zu schwacher Psoas kann zu Fehlhaltungen und Schmerzen führen, das ist in Fachkreisen unbestritten. Der Muskel beeinflusst zudem das Heben und Strecken des Beins beim Gehen und ist der größte Beugemuskel im Hüftgelenk: Es ist nicht von der Hand zu weisen, dass er Spannung aufbaut, wenn wir unter Druck sind, viel Sitzen und uns nie dehnen. Das kann weitreichende Auswirkungen haben. Es kann zu einem Impingement, einer schmerzhaften Verengung im Hüftgelenk führen. Dieses Impingement ist relativ häufig zu sehen. Mit Therapie und Dehnungen ist es aber auch gut zu behandeln.

Rückenschmerzen, die durch Kontextfaktoren (psychologisch oder sozial) verursacht werden

Manche Schmerzen sind tatsächlich reine Kopfsache und werden durch psychologische und soziale Faktoren beeinflusst. Hier haben die Betroffenen Angst, dass etwas im Körper »kaputt« ist, und trauen sich deswegen nicht, sich ganz normal zu bewegen. In Fachkreisen spricht man hier von einer »Kinesiophobie«, der Angst, sich zu bewegen. Manchmal wird dieser Irrglaube durch Ärzte und Therapeuten verursacht, die ihren Patienten Ratschläge geben wie »Passen Sie auf«, »Seien Sie vorsichtig«, »Ihr Rücken sieht aus wie der einer 80-Jährigen«, »Ihre Bandscheiben sind aber ganz schön abgenützt« und ähnliche. So entsteht das Gefühl, dass der Körper verschleißt, nicht mehr gut in Schuss ist und eigentlich alles zieht und schmerzt. Aber das entspricht nicht der Wahrheit. Verschleiß ist zum einen ganz normal und zum anderen lassen sich viele Beschwerden und Symptome behandeln.

Es gibt keine psychologische Ursache für Rückenschmerzen. Punkt. Zumindest am Anfang nicht. Rückenschmerzen haben immer eine körperliche Ursache. Wenn Sie aber über längere Zeit unter Rückenschmerzen leiden, verhindern psychologische Faktoren die Genesung. Probleme und Unzufriedenheit bei der Arbeit oder im Privatleben, selbst diagnostizierte Ursachen, Überanstrengung … all das trägt dazu bei, dass Sie immer weiter in die Abwärtsspirale der Schmerzwahrnehmung rutschen. Näheres hierzu finden Sie im Kapitel »Das zentrale Nervensystem kann lernen, mit Schmerzen umzugehen« (S. 28).

Gemischte Ursachen

Häufig sind die Beschwerdebilder von Schmerzen allgemein, aber auch Rückenschmerzen speziell, gemischt. Man kann aber in den meisten Fällen die verschiedenen Faktoren aufdröseln. Es lohnt sich, selbst zu reflektieren, was eine Rolle spielt. Sie können sich zum Beispiel eine Liste machen und notieren: Welche Bewegungen und Haltungen tun mir gut? Was verschlechtert den Zustand meines Rückens? Wann verspüre ich mehr, wann weniger Schmerzen? Wie fühlen sich diese Schmerzen an? Wie lange habe ich die Schmerzen eigentlich schon? Welche Faktoren beeinträchtigen meinen Alltag außerdem – wie geht es mir, wie schlafe ich, stehe ich unter Stress?

Gutartige Rückenschmerzen unter falschem Namen

Bandscheibenvorfall klingt schlimm – muss es aber nicht sein

Wenn jemand einen schlechten Ruf hat, dann ein Bandscheibenvorfall. Er wird gefürchtet, vor ihm wird gewarnt und er wird als das ultimative Verhängnis angesehen. Einmal eine Ausbuchtung, immer eine Ausbuchtung. Zum Glück ist dies in der Realität nicht der Fall. Auch wenn ein Bandscheibenvorfall dramatisch und ernst klingt, ist er letztlich nicht lästiger als ein verstauchter Knöchel. Beides ist eine Zeit lang schmerzhaft, wird aber in der Regel vom Körper behoben.

Die Bandscheibenproblematik kann in zwei Kategorien eingeteilt werden; Bandscheibenvorwölbung und Bandscheibenvorfall. Bei einer Vorwölbung leiden Sie unter lokalen Rückenschmerzen plus Steifigkeit. Beim Bandscheibenvorfall treten oft auch ausstrahlende Schmerzen ins Bein auf. Bei akuten, starken Schmerzen im Rücken handelt es sich häufig um eine Bandscheibenvorwölbung oder einen -vorfall.

Die Bandscheibe besteht aus zwei Teilen. Die äußere Hülle besteht aus starkem Bindegewebe, im Inneren befindet sich eine gelartige Flüssigkeit. Und genau diese Flüssigkeit kann sich ausbeulen. Da die Bandscheiben bei jungen Menschen eher prall und mit Flüssigkeit gefüllt sind – also mehr Flüssigkeit austreten kann –, ist das Risiko eines Bandscheibenvorfalls bei ihnen größer als bei älteren Menschen. Manche Menschen haben auch von Natur aus ein schwächeres, lockereres und beweglicheres Bindegewebe, was sie anfälliger für Bandscheibenvorfälle macht. Es ist wichtig zu bemerken, dass sogar jeder zweite 40-Jährige mindestens einen Bandscheibenvorfall hat. Die meisten merken allerdings nichts davon. Deswegen ist ein Bandscheibenvorfall ein unspezifischer Grund für Rückenschmerzen (viele Gesunde haben einen Vorfall, allerdings ohne jegliche Probleme im Rücken).

Ein Bandscheibenvorfall ist nur dann ein spezifischer Grund für Rückenschmerzen, wenn die Nervenwurzel auch durch die Bandscheiben gestört wird. Das erkennen Sie an ausstrahlenden Schmerzen ins Bein verbunden mit Muskelschwäche oder Taubheitsgefühlen. Wichtig ist nicht das MRT, das einen Bandscheibenvorfall zeigt (der häufig ist), sondern das Verhalten der Beschwerden.

Bandscheibenvorwölbung → Bandscheibenvorfall → Ischias (radikuläre Schmerzen) → Ischias mit Muskelschwächen oder Taubheitsgefühlen (Radikulopathie)

Ein Bandscheibenvorfall erfordert in der Regel immer eine plötzliche Beuge-, Hebe- oder Drehbewegung. Eine solche Bewegung ist jedoch nicht die Ursache des Problems, sondern sozusagen nur der Tropfen, der das Fass zum Überlaufen gebracht hat.

Wenn Sie Ihre Rückenmuskulatur nicht trainieren, wird die äußere Schicht der Bandscheibe langsam brüchig. In den meisten Fällen ist die Bandscheibe über Jahre hinweg immer spröder geworden, bevor sie sich vorwölbt. Wenn Sie dann mit gestreckten Beinen eine schwere Kiste heben und eine kleine Drehbewegung machen, sind die Muskeln, die es nicht gewohnt sind, darauf zu reagieren, nicht in der Lage, Ihren Rücken zu schützen und zu stabilisieren. Dadurch wird ein starker Druck auf die Bandscheibe ausgeübt, was zu einer Dehnung des Bindegewebsrings führt. Die äußere Schicht der Bandscheibe gibt dann teilweise nach, d. h. sie wölbt sich vor.

Eine gesunde Bandscheibe ist nicht das »schwächste Glied im Körper«, sondern besteht aus robustem Material und kann schwere Lasten tragen. Aber es gibt auch so etwas wie Pech. Ein Maurer, der an harte Arbeit gewöhnt ist, könnte beispielsweise eine schwere Last heben, oder ein Spitzensportler könnte eine plötzliche Bewegung in einer ungünstigen Position ausführen – und dann tut es weh. Die häufigste Form eines

Bandscheibenvorfalls ist eine Vorwölbung der unteren Bandscheibe, die sich zwischen dem fünften Lendenwirbel und dem Kreuzbein befindet. Am häufigsten treten Bandscheibenvorwölbungen im Bereich des unteren Rückens auf.

Schon ein kleiner Bandscheibenvorfall kann starke Schmerzen und eine eingeschränkte Beweglichkeit verursachen. Er hat ein klares Verhaltensmuster: Der Rücken ist steif, die Schmerzen sind stark und man kann sich nicht beugen. Andererseits kann ein Bandscheibenvorfall auch asymptomatisch sein. Es ist dasselbe wie bei einem Bänder- oder Schultersehnenriss: Manche Menschen haben Schmerzen und Symptome, andere bemerken das Ganze überhaupt nicht.

Obwohl die durch die Vorwölbung verursachten Schmerzen zunächst beängstigend sein können, lassen sie in der Regel nach einigen Tagen nach. Zu Beginn sollten Sie sich höchstens eine Woche lang ausruhen und gegebenenfalls ein Schmerzmittel einnehmen. Die beste Form der Behandlung ist Zeit. Eine Schnittwunde am Finger heilt in der Regel innerhalb weniger Tage ab. Auch einen Bandscheibenvorfall repariert der Körper normalerweise innerhalb von drei bis vier Wochen.

Auch wenn der Bandscheibenvorfall zunächst mit Ruhe behandelt wird, sollten Sie Ihren Rücken nach ein paar Tagen wieder belasten. Sie sollten ihn innerhalb der Schmerzgrenzen bewegen und spazieren gehen. Das Wichtigste ist, dass Sie den Mut haben, Ihren Rücken wieder einzusetzen. Die ersten paar Wochen sollten ruhig angegangen werden. Sie können auch eine erfahrene Person bitten, ein Tape entlang der Wirbelsäule auf den Rücken zu kleben. Das verhindert eine übermäßige Bewegung des Rückens und Beugebewegungen, die der Rücken normalerweise nicht mag. Wenn sich der Bandscheibenvorfall innerhalb weniger Wochen nicht bessert, sollten Sie einen Physiotherapeuten aufsuchen.

Bis vor zwanzig Jahren wurde Menschen mit einem Bandscheibenvorfall geraten, alle Übungen zu meiden, die den Rücken belasten. Mittlerweile wurde diese Praxis auf den Kopf gestellt. Der Rücken wird durch einfache Übungen wie Gehen, Nordic Walking, Schwimmen und Aqua-Jogging fast immer wieder fit. Diese Sportarten sind rückenschonend, weil sie dieselben Bewegungen wiederholen und die Bandscheibe nicht überraschen. Sie sollten mit diesen normalen, monotonen Bewegungen beginnen, sobald die Schmerzen es zulassen, in der Regel nach ein paar Wochen. Nach etwa vier Wochen haben sich die Bandscheiben wieder normalisiert, d.h., der Bewegungsumfang ist wiederhergestellt und die Schmerzen sind verschwunden. Aber Vorsicht ist geboten. Das Bindegewebe wächst langsam und wird nach einem Monat nicht wieder vollständig belastbar sein. Deshalb ist es sinnvoll, sich bei anstrengenden Sportarten wie Fußball oder Tennis weiterhin zu schonen.

Bei einer Protrusion und einem Prolaps handelt es sich also um zwei verschiedene Dinge, auch wenn die Begriffe im Volksmund oft verwechselt werden. Bei einer Bandscheibenvorwölbung gibt die äußere Schicht der Bandscheibe nur teilweise nach, d.h., sie wölbt sich vor. Bei einem Bandscheibenvorfall hingegen reißt die Außenwand der Bandscheibe, und die gelartige Flüssigkeit im Inneren der Bandscheibe dringt durch die Außenwand in den Wirbelkanal ein. Ein

Bandscheibenvorfall kommt seltener vor als eine Vorwölbung, und die Symptome sind in der Regel stärker ausgeprägt. Ein Vorfall kann auch mit Symptomen wie Gefühlsstörungen (Taubheitsgefühl), Lähmungen und Muskelschwäche einhergehen, die immer sofortige ärztliche Hilfe erfordern.

Ischiasbeschwerden werden fast immer durch einen Bandscheibenvorfall verursacht. In diesem Fall ist die Bandscheibe im unteren Rücken so stark gerissen, dass die in den Wirbelkanal eingedrungene Flüssigkeit auf die Wurzel des Ischiasnervs drückt. Die Schmerzen sind meist sehr stark und strahlen bis in die unteren Gliedmaßen aus. Es kann auch zu Taubheit und Schwäche in den Beinmuskeln kommen. Die Heilung einer Ischialgie dauert deutlich länger als die eines normalen Bandscheibenvorfalls. Etwa 80 % der Ischiaspatienten erholen sich innerhalb von sechs Monaten, bei den restlichen 20 % dauert die Genesung länger. Bei einem kleinen Teil der Betroffenen bleibt der Zustand chronisch.

Ein Bandscheibenvorfall heilt oft von selbst, und auch eine Bandscheibenhernie (Vorsprung der Bandscheibe drückt gegen das Rückenmark oder einen Nerv) kann von selbst heilen. Ein Bandscheibenvorfall setzt die körpereigenen Makrophagen, also die Fresszellen, in Bewegung. Sie tauchen an der Stelle auf, leiten die austretende Flüssigkeit ab und fressen das abgestorbene Gewebe. Schließlich wird der Riss vernarben.

Manchmal kann ein Bandscheibenvorfall eine Operation erfordern. Sie wird durchgeführt, wenn die Diskushernie lähmende Schmerzen und Mobilitätsprobleme verursacht. Ein chirurgischer Eingriff ist auch dann erforderlich, wenn der Nerv eingeklemmt ist, wodurch einer der Muskeln in den Gliedmaßen weiterhin schwach oder sogar gelähmt ist. Präzisionsoperationen mit einem Operationsmikroskop durch Orthopäden und Neurochirurgen beseitigen in der Regel das Problem und lassen den Schmerz auf dem Operationstisch zurück.

Manchmal bleibt ein Bandscheibenvorfall monatelang schmerzhaft. Einer der häufigsten Gründe für einen langwierigen Bandscheibenvorfall ist, dass man nicht weiß, was man mit dem Rücken tun und was man nicht tun darf. Zunächst einmal sollte sich der Rücken erholen können. Wenn Sie zu schnell mit dem Training beginnen, hat die vorgewölbte Bandscheibe keine Zeit, zu heilen und zu vernarben. Wenn Sie sich hingegen zu ängstlich und vorsichtig bewegen, ist das auch nicht gut für Ihren Rücken. Wenn man aus Angst vor Schmerzen auf Sport verzichtet, führt das mit der Zeit nur zu mehr Problemen. Der Rücken bekommt »zu viel Aufmerksamkeit« und die Angst selbst kann die Schmerzen verstärken. Gleichzeitig werden die Muskeln schwächer und sind nicht mehr in der Lage, den Rücken so gut zu schützen, wie es früher der Fall war, als sie noch in gutem Zustand waren.

Bei anhaltenden Schmerzen ist es immer ratsam, sich Hilfe zu holen, zum Beispiel bei einem Physiotherapeuten. Bei chronischen Fällen ist eine multidisziplinäre Rehabilitation erforderlich, zu der auch ein Arzt und ein Psychologe hinzugezogen werden können.

Skoliose, unterschiedliche Beinlängen und übereilte Erkenntnisse

Skoliose, unterschiedlich lange Beine oder eine Beckenfehlstellung werden immer noch gelegentlich für Rückenschmerzen verantwortlich gemacht. Wenn jemand unterschiedlich lange Beine hat – wie die meisten Menschen – und einen schmerzenden Rücken, wird schnell eine Verbindung zwischen beidem hergestellt. In den 1980er-Jahren führten finnische Orthopäden mehrere Studien über die Unterschiede in der Länge der unteren Gliedmaßen der Finnen durch. Diese Studien ergaben, dass bis zu 70 % der Bevölkerung unterschiedlich lange untere Gliedmaßen hatten. Dies ist eher die Regel als die Ausnahme. Zudem ergaben die Studien, dass Unterschiede in der Länge der unteren Gliedmaßen bei gesunden Menschen ebenso häufig vorkommen wie bei Menschen mit Rückenschmerzen.

Ein Unterschied von weniger als einem Zentimeter hat in der Regel keine Auswirkungen – auch wenn er sich in seltenen Fällen im Gang einer Person bemerkbar macht. In der Regel ist erst ein Längenunterschied von anderthalb Zentimeter signifikant. Dann ist es wahrscheinlich, dass es zu Problemen wie Skoliose und einseitigen Rückenschmerzen kommt, die sich eher auf der Seite des längeren Beins bemerkbar machen. Die Auswirkungen von Längenunterschieden sind also individuell, stehen aber in der Regel nicht in einem direkten kausalen Zusammenhang mit Rückenschmerzen. Wenn die Rückenschmerzen durch unterschiedliche Beinlängen verursacht werden, kann das Problem möglicherweise dadurch gelöst werden, dass das kürzere Bein mit einer Sohlenerhöhung oder einer Einlage versehen wird.

Eine Skoliose wird am häufigsten durch unterschiedlich lange Beine verursacht. Wenn die »Basis« des Rückens nicht gerade ist, verdreht sich der Rücken leicht. Skoliose mag wie ein schrecklicher Zustand klingen, sie ist aber in der Regel kein Problem. Eine leichte Skoliose ist sehr häufig und kann sich zum Beispiel beim nach vorne Beugen als kleiner Buckel auf dem Rücken zeigen. Eine leichte Skoliose verursacht nicht mehr Rückenschmerzen als ein »gesunder Rücken«. Der Grund dafür ist, dass sich die Beinlängendifferenz und die Skoliose in der Regel schon im Jugendalter entwickelt haben. Das Gewebe hat sich im Laufe der Jahre an die Situation angepasst. Warum also verursacht eine Skoliose beispielsweise erst mit 40 Jahren Rückenschmerzen?

Viele, die glauben, dass ihre Rückenschmerzen durch eine Skoliose verursacht werden, leiden wahrscheinlich nur unter Haltungsschäden oder muskulären Rückenschmerzen. Die Ausnahme sind Kinder und Jugendliche mit Rückenschmerzen. Zeigt sich auf ihren Röntgenbildern eine Skoliose, so ist dies wahrscheinlich die Ursache für die Beschwerden und muss behandelt werden. Eine schwere Skoliose ist ebenfalls eine Ursache für Beschwerden. In der Regel handelt es sich um einen angeborenen Schiefhals von 25° oder mehr. Dies kann mithilfe von Röntgenaufnahmen gemessen werden – und oft ist diese Art von Skoliose durch die Kleidung hindurch sichtbar.

Wenn die Skoliose besser ist als ihr Ruf, gilt das Gleiche für einen Beckenschiefstand. Es kommt vor, dass ein Osteopath einem Patienten sagt, er habe einen Beckenschiefstand, was nichts weiter als eine harmlose Feststellung ist. Der Patient könnte jedoch denken: »Ach du meine Güte, das klingt ja schlimm.« Aus diesem Grund müssen Fachleute – einmal mehr – ihre Sprache überdenken und erklären, was vor sich geht. Wenn wir im Berliner Hauptbahnhof hundert Menschen anhielten und ihr Becken untersuchten, hätte die Mehrheit von ihnen höchstwahrscheinlich ein schiefes, falsch ausgerichtetes oder verdrehtes Becken.

Medizinische Diagnosen wie Skoliose, ein schiefes Becken oder ein Bandscheibenvorfall können beängstigend sein, wenn man nicht weiß, was wirklich los ist. In der heutigen Zeit ist der Zugang zu Informationen kein Problem, ganz im Gegenteil, es stehen uns eher zu viele Informationen zur Verfügung. Der Bereitschaftsdienst von Dr. Google ist 24 Stunden am Tag erreichbar. Die Herausforderung des Internets besteht darin, dass es eine Vielzahl von Diagnosen – und sogar Worst-Case-Szenarien – liefert. Vom Sport schmerzende Beine können sich in ein Blutgerinnsel verwandeln und Spannungskopfschmerzen in einen Gehirntumor. Ein sensibler Mensch kann das Schlimmste befürchten.

Insbesondere Online-Diskussionsforen bieten eine einfache Möglichkeit, vor allem Sorgen und Frustrationen loszuwerden. Es ist selten, dass Menschen, die sich gut erholt und Hilfe für ihre Beschwerden gefunden haben, in einem Diskussionsforum über ihre positiven Erfahrungen berichten. Ist etwas schiefgelaufen, wird hingegen in die Tasten gehauen.

Es ist sinnvoll, im Internet nach Informationen zu suchen, solange Sie nur daran denken, die Quellen zu überprüfen. Woher stammen die Informationen auf der Website, und was ist das mögliche Motiv des Autors? Die von Ärztegesellschaften unterhaltenen Gesundheitsbibliotheken sind zum Beispiel eine gute Anlaufstelle für aktuelle und zuverlässige Informationen.

Sachverzeichnis

Bibliografische Information der Deutschen Nationalbibliothek
Die Deutsche Nationalbibliothek verzeichnet diese Publikation in der Deutschen Nationalbibliografie; detaillierte bibliografische Daten sind im Internet über http://dnb.d-nb.de abrufbar.

Programmplanung: Celestina Filbrandt
Projektmanagement: Anja Bippus, Manuela Hunfeld
Redaktion: Magdalena Kieser
Bildredaktion: Christoph Frick, Marie Crämer
Umschlaggestaltung: © Thieme
Innen-Layout: CYCLUS · Visuelle Kommunikation, Stuttgart

Bildnachweis
Umschlagmotiv und Bild S. 3: © S. Schneider/Thieme,
Autorenfoto auf dem Cover: © Gion Pfander
Autorenfoto S. 2: © S. Schneider/Thieme
Fotos im Innenteil: © S. Schneider/Thieme

Die abgebildeten Personen haben in keiner Weise etwas mit dem Thema zu tun.

Zeichnungen: Christine Lackner, Ittlingen

1. Auflage 2023

TRIAS Verlag in Georg Thieme Verlag KG
Rüdigerstraße 14, 70469 Stuttgart

Satz: CYCLUS · Media Produktion, Stuttgart
Druck: Grafisches Centrum Cuno GmbH, Calbe

Gedruckt auf chlorfrei gebleichtem Papier

Printed in Germany

ISBN 978-3-432-11703-4
eISBN (ePub) 978-3-432-11704-1

1 2 3 4 5 6

Wichtiger Hinweis: Wie jede Wissenschaft ist die Medizin ständigen Entwicklungen unterworfen. Forschung und klinische Erfahrung erweitern unsere Erkenntnisse. Ganz besonders gilt das für die Behandlung und die medikamentöse Therapie. Bei allen in diesem Werk erwähnten Dosierungen oder Applikationen, bei Rezepten und Übungsanleitungen, bei Empfehlungen und Tipps dürfen Sie darauf vertrauen: Autoren, Herausgeber und Verlag haben große Sorgfalt darauf verwandt, dass diese Angaben dem Wissensstand bei Fertigstellung des Werkes entsprechen. Rezepte werden gekocht und ausprobiert. Übungen und Übungsreihen haben sich in der Praxis erfolgreich bewährt.
Eine Garantie kann jedoch nicht übernommen werden. Eine Haftung des Autors, des Verlags oder seiner Beauftragten für Personen-, Sach- oder Vermögensschäden ist ausgeschlossen.

Wo datenschutzrechtlich erforderlich, wurden die Namen und weitere Daten von Personen redaktionell verändert (Tarnnamen). Dies ist grundsätzlich der Fall bei Patient*innen, ihren Angehörigen und Freund*innen, z.T. auch bei weiteren Personen, die z.B. in die Behandlung von Patient*innen eingebunden sind.

Thieme Publikationen streben nach einer fachlich korrekten und unmissverständlichen Sprache. Dabei lehnt Thieme jeden Sprachgebrauch ab, der Menschen beleidigt oder diskriminiert, beispielsweise aufgrund einer Herkunft, Behinderung oder eines Geschlechts. Thieme wendet sich zudem gleichermaßen an Menschen jeder Geschlechtsidentität. Die Thieme Rechtschreibkonvention nennt Autor*innen mittlerweile konkrete Beispiele, wie sie alle Lesenden gleichberechtigt ansprechen können. Die Ansprache aller Menschen ist ausdrücklich auch dort intendiert, wo im Text (etwa aus Gründen der Leseleichtigkeit, des Text-Umfangs oder des situativen Stil-Empfindens) z.B. nur ein generisches Maskulinum verwendet wird.

TRIAS, einer der führenden Ratgeberverlage im Bereich Gesundheit, gehört zur Thieme Gruppe, marktführender Anbieter medizinischer Fachinformationen und Services. Anspruch der Thieme Gruppe ist es, den im Gesundheitswesen tätigen Berufsgruppen sowie allen an Gesundheit Interessierten genau die Informationen und Angebote bereitzustellen, die sie in einer bestimmten Arbeitssituation oder Lebensphase benötigen. Durch die hohe Qualität und zielgruppenspezifische Relevanz der angebotenen Leistungen bereitet Thieme den Weg für eine bessere Medizin und mehr Gesundheit im Leben.

Thieme

Rundum **fit & entspannt**

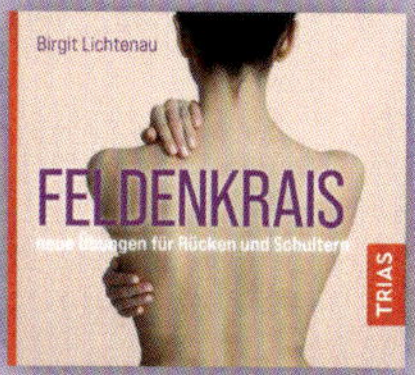

Birgit Lichtenau
Feldenkrais – neue Übungen für Rücken und Schultern

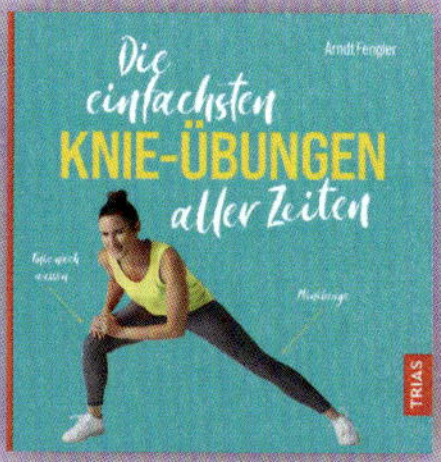

Arndt Fengler
Einfachste Knie-Übungen aller Zeiten

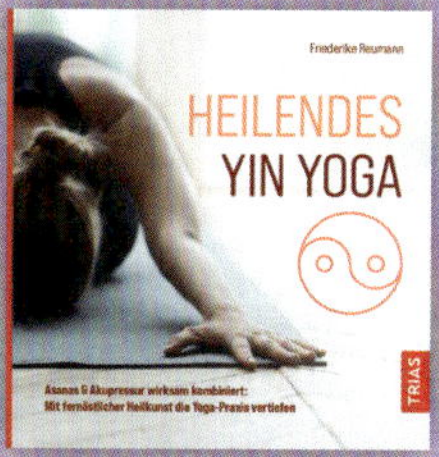

Friederike Reumann
Heilendes Yin Yoga

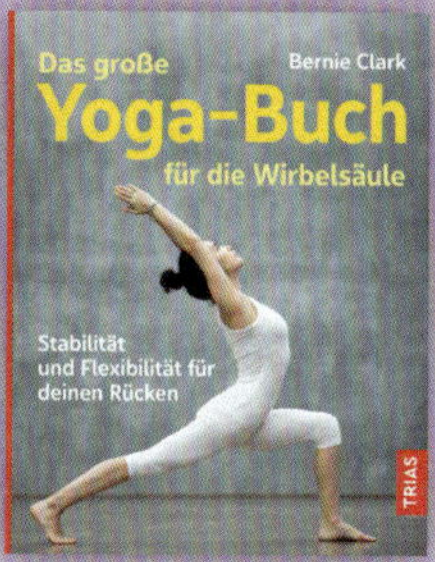

Bernie Clark
Das große Yoga-Buch für die Wirbelsäule

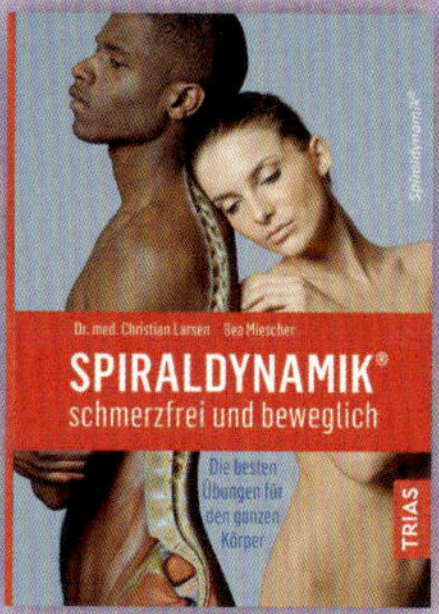

Christian Larsen, Bea Miescher
Spiraldynamik – schmerzfrei und beweglich

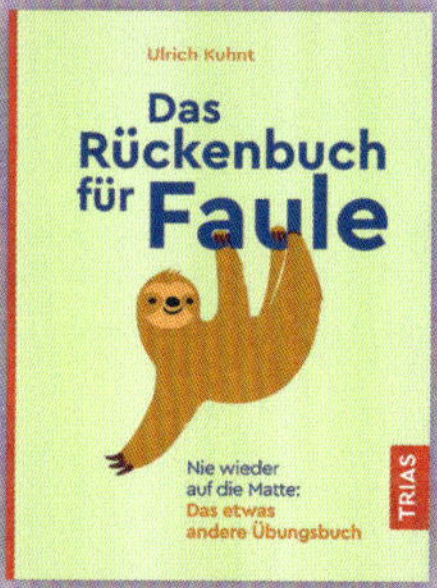

Ulrich Kuhnt
Das Rückenbuch für Faule

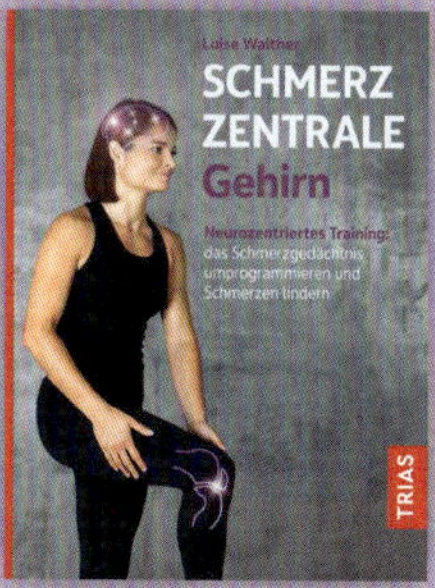

Luise Walther
Schmerzzentrale Gehirn

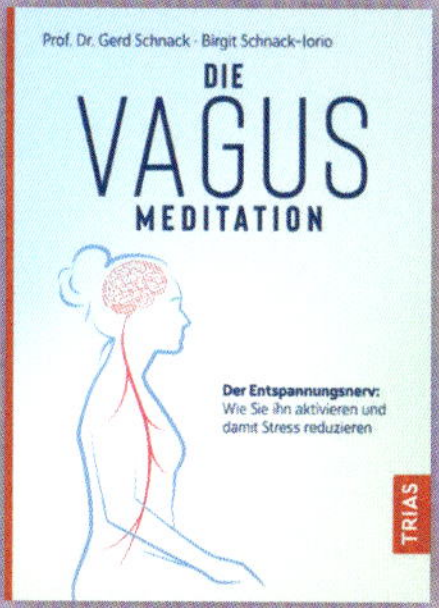

Gerd Schnack, Birgit Schnack-Iorio
Vagus-Meditation

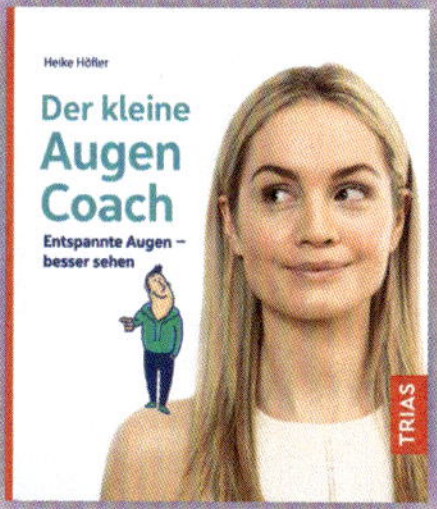

Heike Höfler
Der kleine Augen-Coach

Auch erhältlich als E-Book!

Mehr Bücher finden Sie hier:
www.trias-verlag.de

TRIAS

Schlank mit TRIAS

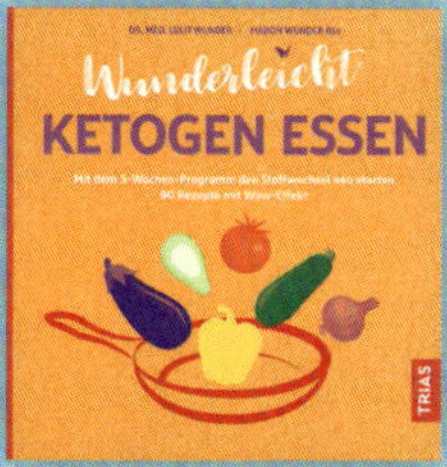

Lulit Wunder, Mabon Wunder
Wunderleicht® ketogen essen

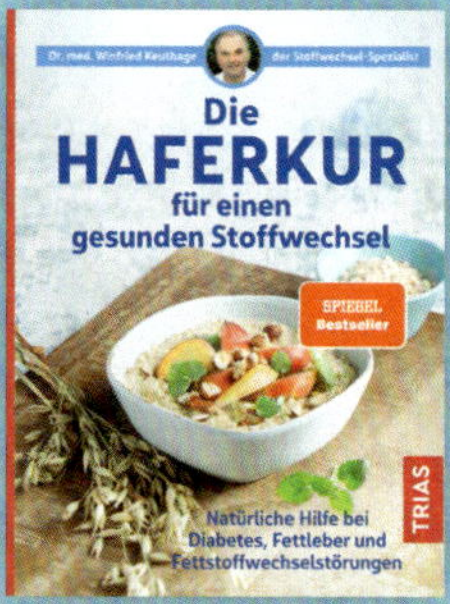

Winfried Keuthage
Die Haferkur für einen gesunden Stoffwechsel

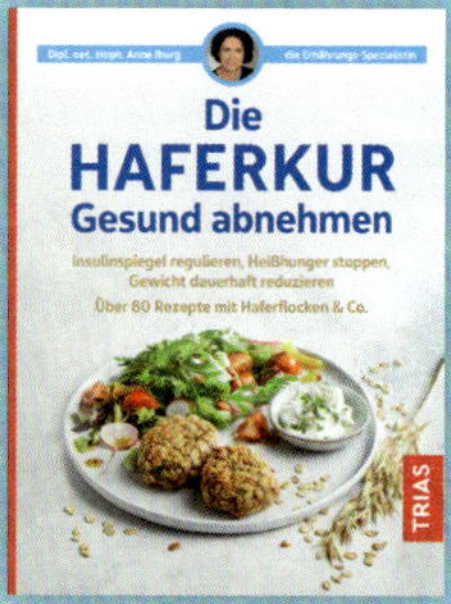

Anne Iburg
Die Haferkur. Gesund abnehmen

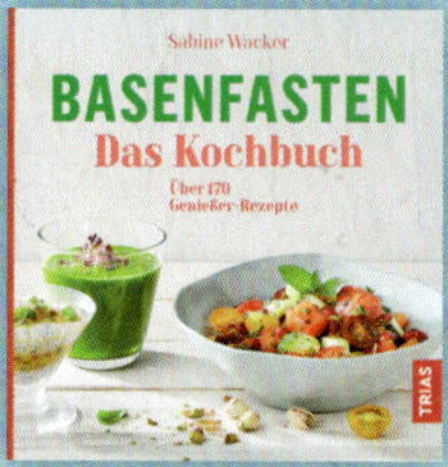

Sabine Wacker
Basenfasten – Das Kochbuch

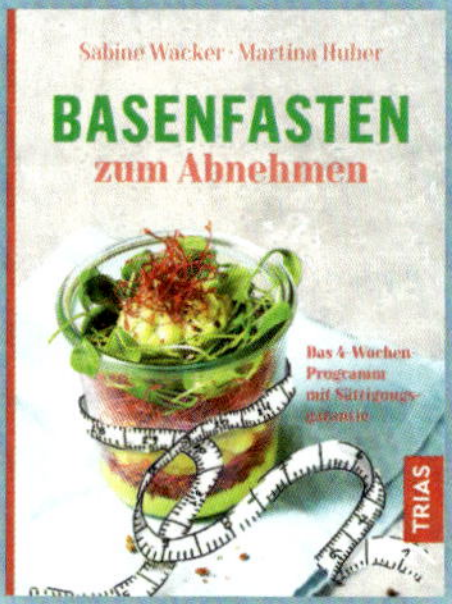

Sabine Wacker, Martina Huber
Basenfasten zum Abnehmen

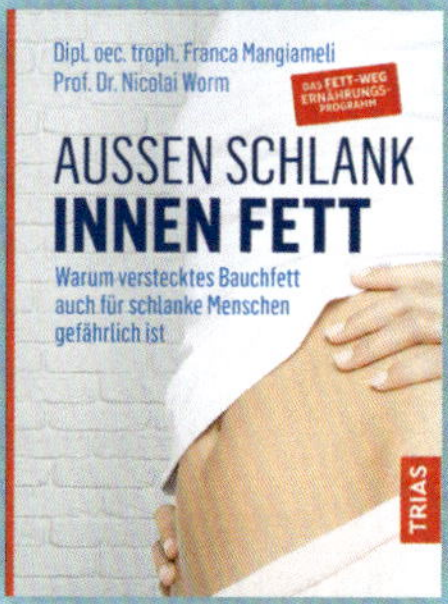

Franca Mangiameli, Nicolai Worm
Außen schlank – innen fett

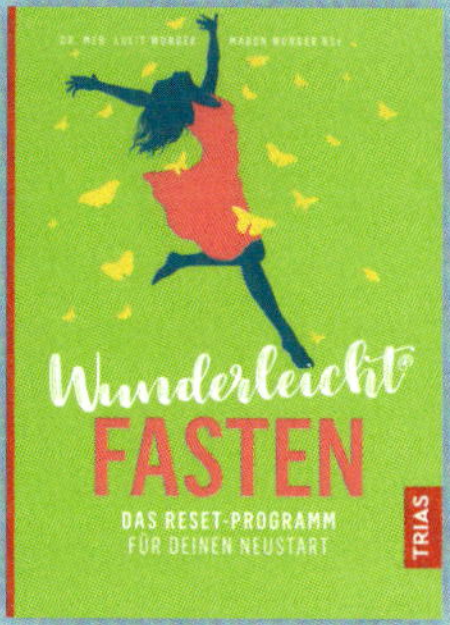

Lulit Wunder, Mabon Wunder
Wunderleicht® Fasten

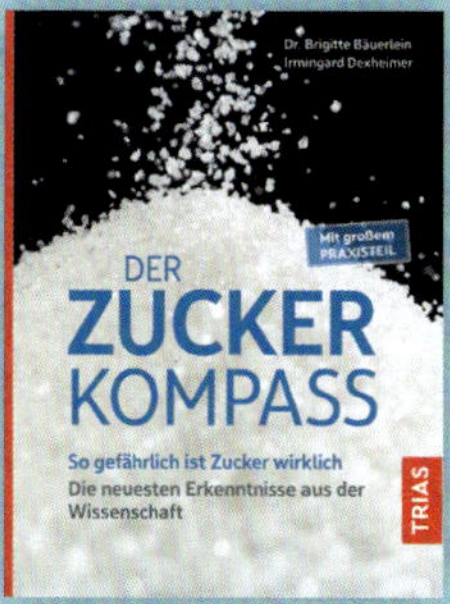

Brigitte Bäuerlein
Der Zucker-Kompass

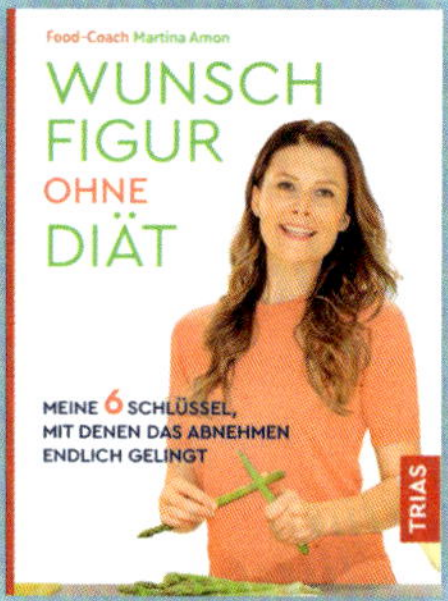

Martina Amon
Wunschfigur ohne Diät

Auch erhältlich als E-Book!

Mehr Bücher finden Sie hier:
trias-verlag.de/shop

TRIAS